인체정화
기적이야기

인체정화
기적이야기

김 세 현

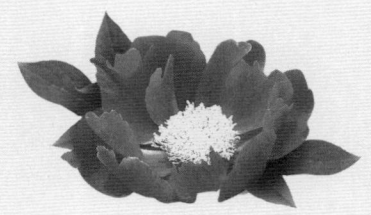

지식과감정

Recommendation
인체정화는 가장 한의학적인 치유법입니다

　최근 20여 년 사이에 비만, 고혈압, 당뇨, 암과 같은 만성대사질환을 비롯하여 원인이 명확하게 밝혀지지 않은 증상으로 인해 고통받는 사람들이 늘었습니다.

　한의학적 관점에서 볼 때 우리 인체는 소우주로서 자연의 운행원리를 따릅니다. 즉 자연 상태에서 분해되는 음식을 섭취해야 몸속에서도 소화·흡수가 제대로 이루어져 건강을 유지할 수 있습니다. 만약 화학합성첨가물이 첨가된 가공식품, 정제식품, 튀긴 음식, 육류 등 비자연적인 식품을 먹는다면 우리 몸은 이를 완전소화하지 못하고 체내에 쌓아둘 것입니다.

　이로 인해 우리 몸에 유해한 세균이 증식하게 되면 이상발효 및 장내 부패로 이어져 인체는 독성가스를 비롯한 노폐물의 온상이 됩니다. 독성가스와 노폐물은 혈액을 오염시키며 각종 기관의 기능을 떨어뜨리는 주범입니다. 여기에 심리적 스트레스와 과로까지 겹칠 경우 인체는 걷잡을 수 없는 지경에 이르고 맙니다. 현대의학으로는 풀 수 없는 상태 즉 만성대사질환에 이르는 것입니다.

인체는 자동차나 기계와 같은 부품들의 결합이 아니라 생명의 유기체이기 때문에 어느 한 부분의 증상만 고친다고 해서 건강을 찾을 수 없습니다.

김세현 대한발효해독학회 고문님이 펴낸 《인체정화 기적이야기》에는 그동안 우리가 믿어온 건강상식의 허점들이 나열되어 있습니다. 또한 인체정화와 관련하여 비만, 고혈압, 당뇨, 암 등을 완전 치유하기 위해 우리가 무엇을 해야 할지 제시되어 있습니다.

기적은 멀리 있지 않습니다. 인체정화는 인간이 자연과 가장 가까워지는 건강 생활법이자 아픈 몸을 적극적으로 낫게 해 주는 놀라운 치유법입니다. 또한 인체정화는 우리나라 한의학이 궁극적으로 지향하는 치유법이기도 합니다. 각종 오염물질과 공해물질에 찌들은 우리 몸을 정화하지 않고는 건강도 없다는 것을 말씀드리며 이 책을 여러분께 추천합니다.

2016년 2월
한의학 박사 김경훈

Recommendation

난치성질환을 해결하는 가장 올바른 방법, 인체정화

   삶의 패턴이 다양화됨에 따라 질병의 패턴도 달라지고 있습니다. 제가 한의원을 개원했던 초기와 비교할 때 허증성 환자가 줄고 내장비만, 고지혈증, 고혈압, 당뇨, 암과 같은 만성대사질환, 난치성 환자가 급증하였습니다. 발병 연령 또한 낮아지는 추세여서 젊은이들도 이런 병에서 자유롭지 못한 것이 현실입니다.

   안타까운 것은 상황이 이러한데도 제대로 된 치유법을 찾지 못해 많은 환자들이 대증요법에 의존하여 하루하루 약으로 연명하고 있다는 사실입니다.

   현대인을 괴롭히는 각종 대사성질환, 자가면역질환, 알레르기질환, 악성종양 등 난치성질환의 대부분은 혈액오염과 영양불균형, 심리적 불안, 바이오리듬을 무시한 생활습관 등이 원인이라고 할 수 있습니다.

현재 만성대사성질환에 대해 약이나 주사를 투여하는 것이 일반적인 의학적 처치입니다. 이러한 처치는 일시적으로 증상을 완화시켜 줄지는 모르지만 근본적인 치유법이라고 할 수 없습니다. 약과 주사를 끊으면 전과 같은 상태로 다시 돌아가기 때문입니다. 또한 약을 먹으면 먹을수록 약물에 대한 의존도가 높아지기 때문에 먹어야 하는 약의 양도 늘어날 수밖에 없습니다. 이렇게 되면 낫기 위해 먹은 약이 오히려 체내 독성물질로 작용하여 인체 면역체계와 항상성을 무너뜨리게 됩니다. 한 가지 질환을 앓고 있는 사람이 다른 여러 가지 질병에 취약해지는 것은 이 때문입니다.

인체정화프로그램은 소·대장 해독, 신장 해독, 혈액 해독, 스트레스 해독, 전신해독 등 우리 몸을 다각도로 정화시키는 프로그램을 적용하여 각종 난치성질환의 원인인 독성물질을 분해, 제거하는 방법입니다. 동시에 우리 몸에 꼭 필요한 생리활성물질, 효소, 비타민, 미네랄 등을 채워줌으로써 우리 몸 스스로 항상성을 극대화하여 건강을 지키게 합니다.

평균수명이 늘어난 만큼 관심을 가져야 할 것이 건강수명입니다. 100세까지 산다고 해도 건강한 신체를 바탕으로 자기 삶을 꾸려가지 못한다면 반쪽짜리 인생이 될 수밖에 없습니다. 증상만 완화시키는 치료, 수치만 떨어뜨리는 치료는 고달픈 병자의 삶을 연장시키는 그 이상도 이하도 아닙니다.

저의 17년 임상경험으로 미루어볼 때, 진정한 치유란 인체를 유기적, 통합적으로 보아 병의 뿌리를 밝혀내고, 병의 원인인 독을 제거하여 오장육부의 균형을 맞추고, 기혈의 순환을 원활하게 하여 원래의 건강한 상태로 복원시키는 것입니다.

이것이야말로 한의학의 본질이자 인체정화의 원리라고 할 수 있습니다. 제대로 된 치료법을 찾지 못해 오늘도 난치성질환에 시달리고 있는 많은 환자분들이 인체정화프로그램을 통해 하루 빨리 건강을 되찾으시기를 기원합니다. 아울러 이번에 발간되는 김세현 대한발효해독학회 고문님의 《인체정화 기적이야기》를 일독할 것을 권합니다.

2016년 2월
약사, 한의학 박사 원은주

Prologue
각종 증상에 대한 근본적인 치유책, 인체정화

고혈압, 당뇨 환자가 1천만 명이라는 소식에 "나이 들어감의 숙명인가보다" 하고 덤덤하게들 받아들이는 것 같다. 심지어 "혈압이 오르면 혈압 약 먹지 뭐" 하는 속 편한 말까지 한다. 고혈압 약이란 건 일단 입에 댔다 하면 평생 먹어야 한다. 평생 우리 몸 속에 화학약품을 넣는 일을 어떻게 아무렇지 않게 생각할 수 있는가.

고혈압은 병이 아니다

결론적으로 고혈압은 숙명도 아니고 병도 아니다. 인체가 우리에게 보내는 구조신호다. 쉽게 설명해서 몸속 혈액이 노폐물로 인해 걸쭉해지거나 탁해지면 심장은 정상적인 압력으로 피를 먼 곳까지 보내기가 어려워지기 때문에 압력을 높여 힘껏 뿜어내게 된다. 이것이 고혈압인데 그 과정에서 혈관이 터지는 일이 생기기 때문에 고혈압이 무서운 것이다.

당뇨의 경우도 마찬가지다. 당뇨(糖尿)란 글자 그대로 오줌(尿)에 당분(糖)이 정상 수치 이상으로 섞여 나오는 것을 말한다. 당분은 뇌세포의 유일한 연료이자 인체 에너지의 근원으로 우리 몸에 꼭 필요한 영양소다. 그렇다면 콩팥은 왜 아까운 당을 오줌으로 흘려보내는 걸까.

우리 몸은 피 속에 170mg/dl 이상의 포도당이 콩팥을 통과할 경우 곧바로 흘려보내도록 센서를 가동시키고 있다. 이는 너무 많은 당분이 혈관을 지나면서 혈관세포를 녹여버릴까 봐 세포 보호 차원에서 하는 일이다. 당분이 아깝기는 하지만 세포 보호가 더 급하기 때문이다.

당뇨의 95퍼센트 정도를 차지하는 제2형 당뇨의 경우를 보자. 우리 세포에는 포도당을 받아들이는 인슐린수용체가 있는데 피 속의 노폐물로 인해 이 부분이 오염되면 기능이 저하된다. 인슐린수용체의 기능 저하로 인해 세포에서 포도당을 받아들이지 못한 결과 피 속에 당분이 떠다니는 고혈당 증상이 나타나는 것이다.

결론적으로 섭취한 당분이 적거나 많아서가 아니라 피가 오염되었기 때문에 나타나는 증상이 당뇨다.

약이나 주사로는 고혈압, 당뇨를 고칠 수 없다

고혈압, 당뇨가 나타나면 어떻게 해야 할까. 우선 단기적으로 오염된 혈액과 오염된 세포를 깨끗하게 만드는 일에 들어가야 한다. 즉 인체정화를 해야 한다. 그런 뒤에는 장기적인 관리 차원에서 조금 덜 먹고, 좋은 식품을 먹고, 운동을 하고, 마음을 다스리는 등 생활패턴을 올바로 가져가야 한다. 이렇게만 하면 심장의 압력은 자연스럽게 유지될 것이며 세포는 당분을 인체 연료로 사용하게 될 것이다. 이것이 바로 항상성의 비밀이다.

그러나 현대의 대증요법은 인위적으로 혈압을 내리고 억지로 당수치를 떨어뜨린다. 약을 사용하니 일단 숫자상으로는 안정을 찾을지 모르지만 말초혈관까지 피가 도달하지 못하거나 신장이 망가지는 부작용이 있다. 진짜 병이 발생하는 것이다.

고혈압, 당뇨가 병이 아니라고 해서 하찮게 생각하라는 이야기가 아니다. 손끝을 보지 말고 손가락이 가리키는 곳을 보라는 이야기다.

비만, 고혈압, 당뇨, 암의 매커니즘은 다 비슷하다. 대부분 혈액오염, 세포오염이 문제다. 인체정화는 이에 대한 유일한 대안이다. 전작인 《5%는 의사가 고치고 95%는 내 몸이 고친다》는 인체정화에 대한 이해서로 기존의 강의와 연구 활동에서 한 발 나아가 인체정화의 저변 확대를 꾀한 것이다.

많은 사람들이 이 책을 통해 건강을 회복했으며 건강에 대해 새로운 인식을 갖게 되었다며 긍정적인 피드백을 보내왔다. 《5%는 의사가 고치고 95%는 내 몸이 고친다》에 공감을 한 독자라면 이번 책에서 전하고자 하는 이야기에도 충분히 귀를 기울일 것이라 생각된다.

난치병, 불치병에도 인체정화를 해야 한다

이 책은 《5%는 의사가 고치고 95%는 내 몸이 고친다》 이후 난치병, 불치병 환자들에게 일어난 일을 적은 글이다. 누가, 어떤 병으로 고생했으며 어떤 도움을 받았는지에 대한 이야기가 소상하게 실려 있다. 또한 전작에서 밝히지 못한 놀라운 체험사례를 실었다. 전작에서 인체정화프로그램의 기적적인 사례를 충분히 밝히지 못한 것은 몇 가지 우려 때문이었다.

개발로 인한 환경오염이 파상적으로 진행되는 가운데 건강 염려증도 그만큼 커져 가고 있다. 그로 인해 온갖 건강비책이 판을 치는 중이다. 말만 무성하고 별다른 효과를 내지 못하는 비책 아닌 비책들. 그런 가운데 과연 나의 지론이 사람들의 공감을 얻을 수 있을지가 의문이었다.

복합발효배양물을 통한 인체정화프로그램이 일으킨 기적은 너무나 놀라운 것이었다. 눈으로 봐도 믿을 수 없는 일들이기에 오히려 비상식적으로 느껴지는 일들, 의심을 받을까 두려워 제대로 밝히지 못한 사례들이 많다.

전작인 《5%는 의사가 고치고 95%는 내 몸이 고친다》에서 고혈압, 당뇨와 같은 대사질환에 초점을 맞추었다면 이번 책은 좀 더 광범위한 질환을 다루고 있다. 고혈압, 당뇨와 같이 겉으로 증세가 드러나지 않는 침묵의 병은 물론, 하루하루 지독한 고통 속에서 헤매는 사람들의 사례도 소상히 다루었다. 특히나 신경계통의 질환자들, 죽을 듯 괴로우며 결국 죽을 수밖에 없는 무서운 고통 속에서 어떤 희망도 없이 살아가던 사람들에게 인체정화요법이 어떤 기적을 선물했는지 밝힐 것이다.

5년 이상 수면제를 먹으면서도 쉽게 잠을 이루지 못했던 사람들, 이유 없이 생리가 중단되었던 사람, 저체중·과체중으로 왕따를 당해야 했던 아이들, 각종 질환으로 결혼을 미루어야 했던 사람들, 투석을 하며 하루하루 살아야 했던 분들, 사업 실패로 가정이 파탄 난 가운데 간경화가 찾아와 삶의 벼랑 끝에 몰려 있던 분, 기관지천식, 알레르기 비염, 아토피, 건선, 류머티스, 관절염, 베체트, 파킨슨, 크론병, 루푸스, 근무력증, 우울증, 공황장애, 자반증 등의 질병으로 고통받던 사람들이 질환에서 벗어나 새 삶을 찾은 이야기는 들어도 들어도 감동적이다.

단기적으로는 인체정화, 장기적으로는 올바른 생활습관

세상에는 아주 다양한 질환이 있지만 원인은 단순하다. 인체오염과 영양 불균형이 몸을 아프게 한다. 현대의학은 그들이 겪어온 병만, 알고 있는 병만 고친다. 원인을 알 수 없는 병들, 이름도 증상도 생소한 병에 걸린 희귀질환자들은 절망에 빠져 살 수밖에 없다.

원리를 아는 이상 못 고칠 질환이란 없다. 오염된 인체를 정화하면 대부분의 질환은 거의 낫는다. 또한 큰 병을 잡으면 자질구레한 병은 저절로 낫게 된다.

명심해야 할 것은 질환이 개선된 이후에 긴장을 풀어서는 안 된다는 것이다. 이전의 무절제한 생활로 돌아간다면 질환은 반복될 것이다. 그때는 정말 어려워질 수 있다. 모든 것을 삼가고 조심할 때라야만 신은 우리에게 건강이라는 선물을 베풀어 주실 것이다.

이 책이 나오기까지 많은 분들과 편지, 인터뷰, 전화상담, 서면응답이 있었다. 질환의 고통에서 벗어난 만큼 많은 분들이 기쁜 마음으로 도움을 주셨다. 많은 분들이 거주지와 실명을 게재하는 것을 허락했으며 자신의 사례가 세상에 알려지는 것에 기꺼이 동의하였다. 그만큼 다시 살아난 것이 자랑스럽고 기쁜 분들이다. 책을 쓰는 데 도움을 주신 많은 분들과 인체정화프로그램에 신뢰를 보여준 체험자 여러분들께 감사드린다. 오래도록 지금의 건강을 유지하시기를 진심으로 바란다.

2016년 2월
인체정화가 모든 사람에게 전해지기를 바라며
김세현 (대한발효해독학회 고문)

CONTENTS

Recommendation … 5
Prologue … 10

CHAPTER 01
암, 생사의 기로에서 살아나다 … 22

면역력이 바닥났을 때 찾아오는 손님, 암 / 재발한 암에서 벗어나다 /
전이된 암도 포기하지 마라 / 부상 후 회복에도 인체정화프로그램을 /
몸 전체에 암세포가 퍼졌으나 / 조카들을 설득시켜 막내누나를 구하다

Health Point 인체정화는 병행식(부분해독)과 정화식(전신해독)으로 나뉜다 44

CHAPTER 02
의사도 포기한 류머티스, 면역질환, 근육·혈관·신경 계통의 병 … 48

류머티스를 비롯한 여덟 가지나 되는 난치성질환을 고치다 /
아프던 손이 닷새 만에 낫다 / 약이 담긴 자루를 천정에 매달아 두게 된 사연 /
선천적 질환인 적혈구파괴증을 극복하다 / 갑상선항진증인 줄도 모르고

Health Point 생명이 살아나는 신호, 호전반응 67

CHAPTER 03
삶을 피폐하게 만드는 디스크, 우울증, 공황장애 ··· 72

수술 없이 디스크를 완치하다 / 의사의 오진이 불러온 병 /
제 몸 하나 가누기도 어려웠습니다 / 공황장애와 터널공포증으로 6년째 약을 먹다

Health Point 복합발효배양물이란 87

CHAPTER 04
고혈압, 당뇨 등 난치병은 평생 약을 먹어야 하나 ··· 92

역류성식도염, 갑상선항진증에서 해방되다 / 16킬로그램의 살을 빼다 /
건강해 보이지만 건강하지 않았던 삶 / 두드러기가 심해 응급실에 실려가던 아내 /
일생을 따라다닌 과민성대장증상과 이별하다 / 삶의 벼랑 끝에서 살아나다 /
당뇨수치가 거짓말처럼 정상을 찾다 / 환자에게 전해들은 인체정화프로그램 /
사업 실패와 이혼이 남긴 그림자를 벗고 새 삶을 시작하다 /
신부전으로 고혈압 당뇨 조절이 어려워 혈액투석 단계까지 갔다가

Health Point 고혈압, 당뇨는 인체가 우리에게 보내는 구조신호다 119

CHAPTER 05
다이어트는 골다공증과 요요를 없애는 게 관건이다 ··· 124

불필요한 맹장수술이 부른 건강악화 / 15년간 치른 다이어트 전쟁 /
비만 때문에 취직조차 되지 않았던 그녀 / 인체정화로 인생 최고의 컨디션을

Health Point 건강의 열쇠는 내가 쥐고 있다 137

CHAPTER 06
살 빼고 키를 키워 자신감을 찾은 아이들 … 142

성격을 왜곡시키고 성장을 방해하는 비만 /
뚱뚱한 외모로 왕따였던 딸이 자신감을 찾다 /
살을 빼니 6개월 사이에 27센티미터 키가 자라다 /
숙변이 쏟아져 나오니 밥이 소화되네요

Health Point 건강 100세 섭생 10원칙 157

CHAPTER 07
아토피, 알레르기, 건선을 막으려면 임신 전 인체정화를 하라 … 162

엄마가 건강해야 아기가 건강하다 / 아이의 아토피 막을 수 있다 /
임신 중에도 인체정화는 가능하다 / 비염, 재채기, 콧물도 인체 오염이 원인이다 /
성인아토피 한 달 만에 치유되다 / 건선은 불치병이 아니다

Health Point 건강 십계명 176

Epilogue … 180

Health Point 고칠 병(疾病), 나을 병(疾患) 185

CHAPTER 01

암, 생사의 기로에서 살아나다

암, 생사의 기로에서 살아나다

결론부터 말하면 질환은 우리의 적이 아니다. 기름 때로 막혔든, 스트레스로 막혔든 억장이 막히면 혈액과 임파가 통하지 않아 증상이 나타나게 된다. 증상과 질환이 없다면 우리는 몸 상태를 확인할 수 없기 때문에 치유할 방법도 찾지 못할 것이다. 질환은 인체가 낫고 싶어 우리에게 보내는 호소의 메시지다.

"빨리 몸을 돌보세요!"

이런 신호를 무시하고 몸을 함부로 하면 인체는 질환의 종착역인 죽음에 이르게 된다.

면역력이 바닥났을 때 찾아오는 손님, 암

보통 질환이 나타날 때 미약한 증상으로 시작하여 중증으로 발전하기까지 단계별 증상을 겪게 된다. 처음 증상은 피로를 동반한 부종이다. 갑자기 살이 찌고, 자도 자도 피곤하면 뭔가 정상적으로 돌아가고 있지 않다는 신호이므로 생활을 점검해야 한다. 이런 증상은 많은 사람들이 자기 얘기라고 생각할 정도로 흔한 편이다.

이 정도 선에서 스트레스 요인이 제거되거나 음식을 가려 먹으면 인체는 정상을 찾을 수 있다. 그러나 증상을 무시하고 생활태도를 개선하지 않으면 기미가 끼고, 호흡이 거칠어지고, 피부병이 생기며, 혈압이 올라가고, 당뇨 증상을 겪게 된다. 사람에 따라 면역질환에 걸리기도 한다.

인류가 가장 무서워하는 질환 중 하나가 암일 것이다. 암은 인체의 면역력이 바닥으로 떨어졌을 때 찾아온다. 암에 대한 체험사례를 말하기에 앞서 나 역시 걱정과 고민이 많았다. 인체를 정화하면 무조건 암을 고칠 수 있으니 아무 염려 말라는 말로 오해할 수 있기 때문이다.

쉽게 말해 암은 인체가 스스로를 포기한 상태에서 조금이라도 생명을 늘리기 위한 몸부림이다. 정상적으로는 몸이 극도로 오염되면 인체는 곧바로 죽음에 이른다. 독약을 먹으면 곧바로 죽는 것과 같은 이치다. 하지만 몸이 오염된 가운데 인체는 조금이라도 더 살기 위해 온갖 수단을 강구한다. 비정상적인 세포를 만들어 즉사를 면하는 것이다. 이것이 바로 암세포다. 이는 오염된 강에서 종종 이상한 생명체가 탄생하는 것과 비슷한 논리다.

비정상적인 세포 즉 암세포가 먹이로 삼는 것은 정상세포다. 인체는 정상적인 세포를 비정상적인 세포로 바꾸는 동안 생명을 유지할 수 있는 것이다. 정상세포가 다 죽으면 인체는 수명을 마치게 된다.

암에 걸렸다는 것은 인체가 회복불능의 상태에 접어들었다는 뜻이다. 약간 더러워진 옷은 빨래를 통해 새것처럼 만들 수 있지만 다 찢어지고 구멍 난 옷은 원래대로 돌리기 어려운 것과 같다. 그래서 암을 고친다는 것은 아주 어려운 일이다. 암에서 살아난 사람은 헌 옷을 새 옷으로 만든 사람들이다. 기적에 가까운 일을 해낸 것이다. 그러니 그 과정이 얼마나 어려웠겠는가. 암까지 가기 전에 평소 건강을 돌본다면 그런 극도의 인내와 고통을 감내하며 암과 투쟁할 일은 없을 것이다.

암에 대해서 인간은 어떤 장담도 할 수 없다. 때문에 나는 "무조건

고칠 수 있으니 이것만 먹어라!" 하는 이야기를 함부로 하지 말 것을 당부한다.

  그럼에도 인체정화를 통해 암으로부터 벗어난 사람들이 많이 있다. 이분들 이야기를 조심스럽게 하는 것은 그래도 암 환우들이 마지막까지 희망의 끈을 놓지 않았으면 하는 바람에서다. 아울러 이분들은 인체정화프로그램에만 기댄 것이 아니라 이 책 후반부에 기록된 건강 십계명을 바탕으로 생활 전반에서 개선이 이루어졌다는 것을 말씀드리고 싶다.

재발한 암에서 벗어나다

　전영혜(울산, 1972년생, 본인의 동의하에 실명 게재) 씨는 25세 때 갑상선암 판정을 받고 처음 수술을 했다. 그러나 수술한 지 5년 만에 림프암의 형태로 재발하여 재수술에 들어갔다.

　그렇게 영혜 씨는 병원에서 재수술 3회, 방사선동위원소 치료 5회를 받았다. 수술의 고통도 고통이지만 갑상선을 제거하면서 약으로 호르몬대사를 조절하다 보니 아침에 눈 뜨는 게 너무나 힘들었다. 여자 나이 서른, 아직 활발한 사회활동을 해야 할 시기임에도 늘 피곤하여 아무런 의욕 없이 지냈다. 하루 일을 마치고 집에 오면 손가락 하나 까딱할 수 없을 만큼 기력이 소진되었고 우울증도 심해졌다.

　특히 마지막 수술 후에는 손도 못 댈 정도로 목 주변이 아팠는데 다른 일에 집중할 수 없을 정도였다. 또한 갑작스러운 부종이 찾아와 체중이 90킬로그램까지 나갔다. 수술로 인한 통증도 견디기 힘든데 몸까지 무거우니 삶이 너무나 암울하게 느껴졌다. 좋다는 것은 다 해 봤다. 수많은 건강식품, 한약을 복용했지만 좀처럼 차도가 없었다. 그러던 중에 동생 혜심 씨가 찾아 왔다.

"언니, 내가 인체정화프로그램이라는 것을 알게 되었는데 한번 해 봐. 그걸로 암을 고친 사람이 있대."

"그런 게 어딨어? 내가 10년을 병원을 들락거리며 수술 받고 회복하고, 다시 수술 받고 회복하는 동안 안 해 본 게 없는 사람이야. 암을 고치는 약은 없어."

"그래도 이 상태에서 더 나빠질 게 어딨어? 동생 믿고 한 번만 해 봐."

영혜 씨가 인터넷을 검색해 보니 다른 건 몰라도 인체를 정화하여 살을 뺀 사람들이 많은 건 확실했다. 영혜 씨는 부종이라도 빼자는 심정으로 인체정화프로그램에 참여하게 되었다.

정화식을 시작한 지 사흘째 되던 날 자신의 몸에 나타난 변화에 영혜 씨는 깜짝 놀라고 말았다. 진한 색깔의 소변이 다량으로 배출되면서 몸의 부기가 가라앉기 시작한 것이다. 부기가 가라앉으니 몸이 가벼워 날아갈 것 같았다.

모든 과정이 순탄했던 것만은 아니다. 영혜 씨는 두드러진 호전반응에 시달렸다. 찬물만 마셔도 설사를 했으며, 복통과 함께 혈변을 보았다. 또한 수술 부위의 통증이 전보다 심해지는 것을 느꼈다.

그러나 혈변을 보고 나면 이상하게 머리가 맑아졌고, 한 번 통증이 강하게 지나간 뒤에는 말할 수 없는 편안함이 찾아왔다.

"인체정화프로그램 사흘째 되는 날 아침 일찍 저절로 눈이 떠졌는데 전에는 느끼지 못했던 태양의 기운이 느껴졌어요."

영혜 씨는 그 순간을 생생하게 기억하고 있었다. 그 뒤로는 아침마다 기분 좋게 눈이 떠졌으며 알 수 없는 활력이 몸에 차오르는 것을 느꼈다고 한다. 당시 영혜 씨는 마지막 수술 후 남아 있는 암 조직을 제거하기 위해 수술 날짜를 받아 놓고 있었다. 그러나 인체정화프로그램을 시작한 지 석 달째, 병원 검진에서 더 이상 암 조직이 보이지 않는다는 소견이 나왔다. 그래서 6개월 뒤로 예약해 두었던 수술을 받지 않아도 되게 되었다.

영혜 씨는 2년이 지난 지금 완치판정을 받고 신이 주신 젊음을 만끽하고 있다. 무엇보다 반가운 것은 아픈 몸으로 인해 결혼은 꿈도 꾸지 못하던 영혜 씨가 평생의 짝을 만났다는 소식이었다. 현재 영혜 씨는 착하고 성실한 남편과 신혼의 단꿈에 빠져 있다. 계속되는 재발과 수술로 인해 젊은 나이에 삶의 의미를 잃고 나쁜 생각까지 품었던 영혜 씨.

"이렇게 살아 뭐하지?"

늘 비관적이었던 영혜 씨가 다시 살아갈 희망을 얻은 것은 인체정화프로그램 덕이었다.

전이된 암도 포기하지 마라

정미영(울산, 1965년생, 본인의 동의 아래 실명 게재) 씨는 하루 10시간 씩 자전거를 타고 다니며 정수기 필터 교환 작업을 하던 코디였다. 그때만 해도 미영 씨 건강에는 아무 이상이 없었다. 그러다가 모 공무원시험학원 내에서 매점을 운영하게 되었다. 자기 사업을 한다는 자부심에 아침 5시에 일어나 저녁 7시까지 하루 종일 일에 매달렸다. 5개월이 되어 가던 무렵, 머리를 감는데 세면대 가득 머리카락이 시커멓게 뜨는 것이 아닌가. 이상하다는 생각에 병원을 찾았다.

뜻밖에도 갑상선암이었다. 곧 수술해야 한다고 했다. 갑작스러운 암 선고로 인해 실의에 빠진 미영 씨에게 주변 사람들이 위로를 하였다.

"그래도 갑상선암은 완치율이 높으니 너무 걱정하지 마."

그것은 초기 갑상선암의 이야기였다. 미영 씨의 경우 수술 전 재검사에서 목과 겨드랑이 등 임파선 깊숙이까지 암세포가 전이된 사실이 드러났다. 너무 많은 부위에 암세포가 퍼져 있었던 것이다. 미영 씨는 아홉 시간이라는 긴 시간에 걸쳐 대수술을 받아야 했다. 힘겨운 수술이 끝나고 두 주간 입원치료를 받은 미영 씨는 산속의 사찰로 요양을 떠나게 되었다.

그 절의 주지스님은 고혈압, 요통 등으로 장기간 약을 복용하다가 인체정화프로그램을 통해 건강을 되찾은 분이었다. 그분이 미영 씨에게 부산에서 이 프로그램을 진행하고 있는 전문가 한 분을 소개해 주었다. 그분은 미영 씨를 반가이 맞으며 책 한 권을 내밀었다. 내가 쓴 《5%는 의사가 고치고 95%는 내 몸이 고친다》였다.

"며칠 있다가 이 책의 저자가 강의를 하러 부산에 와요. 그때 꼭 한번 들어 보세요."

그렇게 해서 미영 씨는 2014년 7월 17일에 열린, 내 강의에 참석하게 되었다.

"김세현 저자님의 강의를 듣는 순간 이것은 나를 위한 강의다, 하는 생각을 하게 되었어요. 다음 날 당장 인체정화에 들어갔죠."

미영 씨는 열흘간 완전정화식을 하였다. 이것을 마친 뒤에는 점심 한 끼는 사찰음식을 먹고, 두 끼는 정화식을 하는 병행프로그램을 진행하였다.

방사선동위원소 치료를 받기로 한 날이 닥쳤다. 미영 씨는 인체정화프로그램 외의 다른 치료는 받고 싶지 않았지만 의사가 이것을 받지 않으면 수술을 한 보람이 없다며 한 차례라도 좋으니 꼭 와서 받으라고 하였다. 미영 씨는 8월 11일부터 13일까지 2박 3일간 병원에 입원하여 한 차례 치료를 받은 뒤 다시 사찰로 돌아왔고 인체정화프로그램을 계속하였다.

9월 15일 정기검진을 위해 병원에 들른 미영 씨는 모든 수치가 정상으로 돌아왔다는 판정을 받게 되었다. 의사는 있을 수 없는 일이라고 했다.

"외부의 수술자국이 채 아물지 않은 상태에서 내부가 깨끗하게 치료되었다는 것은 도저히 믿기지 않는 일입니다."

또한 미영 씨 피부는 악건성으로 거칠고 건조하여 화장이 잘 받지 않았다고 한다. 그러나 인체정화를 하고 난 뒤 몰라보게 매끄럽고 부드러운 피부를 갖게 되었다.

그녀의 딸은 올해 27세로 세 살 적 얼굴에 동상을 입은 적이 있었다. 기온이 조금만 내려가도 얼굴이 발갛게 변해 여간 신경 쓰이는 게 아니었다. 딸은 어머니가 인체정화를 통해 암을 이긴 것을 보고 자신도 인체정화프로그램을 하겠다고 하였다. 6일간 복합발효배양물을 통한 인체정화프로그램을 마친 딸은 얼굴이 맑아지고 윤기가 흐르는 것을 체험하였다.

부상 후 회복에도 인체정화프로그램을

미영 씨와 친하게 지내던 언니가 모녀의 달라진 모습을 보고 비결을 물었다.

"인체정화를 하면 정말 그렇게 되는 거야? 나도 해 보고 싶다, 얘."

이분은 갈비뼈 세 개에 금이 가는 부상을 입고 병원에 입원 중이었다. 그녀는 링거는 맞았지만 식사와 약은 과감하게 끊고 열흘간 완전정화식에 들어갔다. 열흘간의 프로그램이 끝난 뒤에는 20일에 걸쳐 한 끼 식사와 정화식을 병행하는 프로그램을 진행하였다. 일반적으로 갈비뼈가 완전히 아물려면 서너 달이 소요된다. 하지만 이분은 정화식 한 달 만에 갈비뼈가 완전히 붙었다는 판정을 받게 되었다.

또한 이분은 복부지방을 제거하고자 여러 차례 다이어트를 시도한 적이 있었으나 계속 실패하였다고 한다. 그러나 이번 인체정화프로그램을 통해 한 달 만에 슬림한 몸매를 갖게 되었으니 몸을 치료하는 동시에 다이어트까지 성공을 거두는 일거양득의 효과를 보게 되었다. 이웃사람들로부터 몰라보게 예뻐졌다는 이야기를 듣게 된 이분은 자신의 딸에게도 정화식을 권하기에 이르렀다. 따님 역시 열흘간의 정화식을 통해 무려 6킬로그램을 감량하고 날씬한 몸을 갖게 되었다고 한다.

"살이 갑자기 빠지면 얼굴이 처지면서 나이 들어 보이기 마련인데 도리어 어려 보이니 이게 어떻게 된 일인지 모르겠어요."

이 일이 소문이 나면서 미영 씨에게 인체정화프로그램을 소개해 달라는 부탁이 많이 들어왔다고 한다.

몸 전체에 암세포가 퍼졌으나

전영민 님(수원, 1958년생, 가명)은 다발성암으로 고통받다가 단식과 복합발효배양물을 바탕으로 한 인체정화프로그램을 통해 완치에 이른 분이다.

평소 몸이 안 좋았던 전영민 님은 어느 날 병원에서 종합검진을 받고 하늘이 무너지는 충격에 휩싸였다. 다발성암 판정이 나온 것이다. 다발성암이란 신체 여러 곳에 종양이 흩어진 것을 말한다. 몸 전체에 걸쳐 암세포가 퍼져 있기 때문에 수술 또한 쉽지 않은 암이다. 수술을 한다고 해도 어디서 다시 암세포가 뚫고 나올지 알 수 없기 때문에 이런 경우, 인체정화를 통해 근본적으로 세포를 살려내야 한다.

전영민 님의 병명은 구체적으로 자궁암, 갑상선암, 유방암, 관절암이었다. 암 말고도 당뇨, 고혈압, 고지혈증의 질환으로 고통받고 있었다. 몸 어디 한 군데 성한 곳이 없어 하루하루가 고통스러웠고 계속되는 병원 진료와 약물 치료로 완전히 탈진한 상태였다. 일생을 병원에서 지낼지도 모른다는 불안에 빠져 있을 때 잘 알고 지내던 언니가 찾아왔다.

"그러지 말고 인체정화를 한번 해 봐. 암을 고친 사람들이 많아."

"저도 해볼 만큼 다 해봤어요. 세상에 암을 고치는 약이 어딨어요?"

"이건 약이 아니야. 마지막이라고 생각하고 한 번만 해봐."

처음에는 절대 안 한다고 버티던 그녀였지만 정말 마지막이라고 생각하고 인체정화프로그램에 참여하였다.

프로그램을 시작한 지 석 달째에 이르러 기적이 일어났다. 가장 눈에 띄는 것은 외모의 변화였다. 30킬로그램이라는 어마어마한 체중이 감소되면서 주변 사람들도 못 알아볼 만큼 날씬해진 것이다.

석 달을 계속하자 일상적인 생활을 영위하는 데 아무런 불편을 느끼지 못하게 되었다. 수술조차 받을 수 없다는 다발성암은 전영민 님의 몸에서 서서히 소멸하기 시작했고 4년째 되는 2014년 현재 그녀의 몸에는 단 한 개의 암세포도 남아 있지 않다는 판정이 나왔다. 암 외에 당뇨, 고혈압, 고지혈증까지 깨끗하게 완치되었음은 물론이다.

전영민 님에게 일어난 기적은 비단 개인만의 것이 아니었다. 당시 20대 중반이었던 아들은 105킬로그램의 고도비만이었다. 이성교제는 물론 향후 취업에 난관이 있었다. 전영민 님은 아들에게도 인체정화프로그램을 권했다.

"너 그 몸 갖고는 평생 연애 한 번 못 해 본다."

처음에는 반신반의하던 아들도 엄마에게 일어난 변화를 보고 도전하기에 이르렀다.

"좋아. 나도 해 볼게, 엄마."

충실히 프로그램에 임한 아들은 현재 65킬로그램까지 몸무게가 감소하였다. 무거운 몸으로 인해 걷는 일조차 힘겨워 하던 아들이 보기에도 좋은 날씬한 근육형의 청년으로 다시 태어난 것이다. 건강을 회복한 것은 물론 삶의 자신감을 회복하여 얼마 전에는 아름다운 짝을 만나 결혼하기에 이르렀다. 건강한 아들까지 낳아 다음 달이 돌이라고 한다. 모자의 달라진 인생을 거울삼아 많은 사람들이 인체정화프로그램에 참여 중이다.

조카들을 설득시켜 막내누나를 구하다

마지막으로 내 개인적인 이야기를 하려 한다. 지금으로 3년 전, 나보다 세 살 위인 순금 누나가 환갑을 맞던 해의 일이다. 고향에서 셋째인 순경 누나 부부와 함께 여름휴가를 보내고 있었다.

순경 누나가 누군가와 통화를 하더니 갑자기 통곡을 하는 게 아닌가. 나는 너무 놀라 이유를 물었다.

"누나, 왜 그래요, 무슨 일이에요?"

"큰일 났어. 어떻게 하면 좋아? 불쌍한 순금이. 나는 순금이 없이는 못살아."

그때 생각을 하면 이 글을 쓰는 순간에도 내 눈에서 눈물을 흘러내린다.

그해 여름은 나와 우리 가족에게 더할 수 없이 슬픈 계절로 남아있다. 한 분밖에 없는 형님이 하늘나라로 가셨다. 사랑하는 형님을 보내고 허전한 마음을 가눌 길 없어 고향에서 조용히 휴가를 보내는 중이었다. 형님을 잃은 것만도 감당하기 힘든 고통인데 또 집안에 불상사가 난 것이다.

순경 누나가 다소 진정이 된 후 자세히 물어보니 막내누나인 순금 누나가 유방암 판정을 받았다는 것이다. 안 그래도 붓듯이 살이 찌는 누나의 건강이 염려되어 십여 년 전부터 자연식을 할 것과 복합발효배양물을 섭취할 것을 권해 왔다. 그러나 나중에 매형에게 전해 들으니 누나는 늦은 밤에 야식을 즐겼고, 일터에서도 심한 마음고생이 있었다는 것이다.

수많은 환자를 만나온 나의 경험에 비추어볼 때, 유방암 환자의 경우 변비, 내장비만, 스트레스 이 세 가지 중 둘 이상이 겹치는 것이 보통이었다. 누나는 세 가지 모두에 해당되었으니 내 염려가 현실로 드러나는 순간이었다.

나는 막내누나를 만나 내 뜻을 전했다.

"누나, 너무 염려하지 마세요. 지금이라도 늦지 않았으니 그동안 드시던 음식을 중단하고 완전정화식을 하세요. 그러면 살 수 있어요. 성급히 수술할 생각일랑 하지 마시고요. 제 말 알아들으셨죠?"

그렇게 신신당부를 했건만 막내누나가 수술을 했다는 소식이 들려왔다. 안타까운 마음에 왜 그랬냐고 물으니 보험금 때문이라는 것이다.

누나가 가입한 암보험은 수술을 하지 않으면 보험금을 지급하지 않는다는 규정이 있었다. 수술을 안 하면 요양비용, 일을 하지 못하는 것에 대한 비용 등 적지 않은 돈을 포기해야 하니 암환자들이 수술을 안 할 수가 없는 것이다. 안타까웠지만 누나의 입장도 이해가 되어 고개를 끄덕였다.

"누나, 그러면 이제부터가 진짜 중요해요. 일반 식사를 중단하고 제가 권해드린 복합발효배양물을 드시면서 인체정화를 하셔야 해요."

그렇게 몇 주가 지났다. 여간해서는 혼자 술을 마시지 않는 나였지만 마음이 너무 허전하고 쓸쓸하여 집에 있던 양주병을 땄다. 두어 잔 따라 마시며 마음을 달래는데 문득 누나에게 전화를 해야겠다는 생각이 들었다.

"누나, 제가 시키는 대로 잘하고 계시죠?"

그러나 수화기 너머 누나의 목소리는 너무나 힘이 없었다.

"그럼. 잘하고 있지."

"누나, 왜 그래요? 무슨 일이 있으세요?"

누나가 울먹이며 털어놓는 것을 들으니 며칠 전 검사에서 임파선암이 발견되었다는 것이다.

"그래서 내일부터 방사선치료를 받아야 해. 나 지금 병원에 입원 중이야."

하늘이 무너지는 것 같았다. 형님에 이어 누나까지 내 곁을 떠날

지도 모른다는 생각에 두려움이 밀려왔다.

"누나, 안 돼요. 절대 방사선치료는 받지 마세요."

그러나 누나는 이미 체념한 것 같았다.

"나도 동생이 시키는 대로 하고 싶어. 하지만 인수 아빠랑 애들이 허락을 안 해."

남편은 물론 두 아들까지 의사선생님 말씀 안 듣고 외삼촌이 시키는 대로 하면 가족의 연을 끊겠다고 나왔다는 것이다. 나는 입술을 깨물며 누나에게 말했다.

"누나, 겁먹지 마시고 누나가 옳다고 생각하는 대로 하세요. 누나의 목숨이잖아요. 누가 대신 살아주는 것 아니잖아요."

누나가 갑자기 통곡을 했다.

"동생, 나 좀 살려줘. 나 탈출하고 싶어. 이 병실에서 나가고 싶어. 방사선치료 너무 무서워."

나는 오열하는 누나를 진정시켰다.

"누나, 걱정 마세요. 제가 꼭 살려드릴게요."

나는 우리 형제 중에서 가장 목소리가 크고 경우가 밝아 집안 대소사를 이끄는 셋째 순경 누나에게 도움을 요청했다. 순경 누나는 걱정 말라며 다음 날 아침 병원으로 향했다. 그날 병원에서 약간의 소요사태가 있었다.

"이미 방사선치료가 결정된 상태입니다. 갑자기 퇴원이라니 말도 안 됩니다."

간호사는 물론이고 의사들까지 협박성 발언을 하며 퇴원을 만류했다. 그러나 불같은 성격의 순경 누나가 밀어붙임으로 간신히 퇴원수속을 밟을 수 있었다. 그렇다고 모든 게 끝난 게 아니었다. 가장 어려운 일, 자기 엄마를 살리려는 마음으로 방사선치료를 강행하려는 두 조카를 설득시키는 일이 남아있었다. 조카들에게 자기 엄마란 세상 전부였고 의사는 신과 같은 존재였기에 결코 내 말을 받아들일 수 없었던 것이다. 결국 순경 누나의 주선으로 가족회의가 소집되었고 나는 조카들 설득에 나섰다.

"인수야, 너희들 마음 이해한다. 너희를 낳아 주신 분이니 그 마음 오죽하겠니. 하지만 네 엄마이기 이전에 내 누나란다. 살면서 사소한 문제로 네 엄마와 다툰 적이 몇 번 있다. 그 일이 얼마나 마음에 걸리는지 모른다. 이대로 누나가 세상을 뜬다면 나는 평생 괴로워서 살 수 없을 것 같아. 설마 외삼촌이 너희 엄마 죽이려고 사기를 치겠니? 더도 말고 딱 두 달만 시간을 다오. 그때까지 차도가 없으면 너희들 마음대로 하려무나."

나는 조카들에게 암으로부터 벗어난 사람들의 임상 결과를 보여주었고 어떻게 해서 그들이 암이라는 병에서 회복될 수 있는지 원리를 설명해 주었다. 그렇게 두 시간을 붙잡고 애걸하자 매형과 조카들도 차츰 마음을 돌리기 시작했다.

나는 두 달 동안 막내누나를 강원도에 있는 힐링센터에 머무르게 하였고 일반 음식을 금지한 상태에서 완전정화식을 실시했다. 또한 불필요한 자극이 될 수 있는 전화 통화와 TV시청을 금지했고 좋아하는 음악을 듣게 했다. 그밖에도 일정에 따라 산책 등 적절한 운동을 실시하도록 했으며 잠자는 시간도 철저히 지키게 했다.

"누나, 무엇보다 감사한 마음을 갖는 게 좋아요."

누나는 내 말을 전폭 신뢰했고 내가 시키는 대로 다 했다. 그 결과 가장 먼저 몸이 가벼워졌고 머리도 맑아지는 변화가 나타났다. 그렇게 두 달이 지나 힐링센터를 떠날 때가 되었다. 누나의 차에는 소일거리로 채취한 쑥, 민들레, 밤, 도라지 등이 가득 실려 있었다.

서울로 돌아온 뒤 혹시 무절제한 생활로 돌아가지나 않을까 걱정했으나 누나는 현미, 된장, 생야채, 무말랭이 등으로 이루어진 식사를 했고 그러는 중에도 한 달 간 다시 정화식에 들어가는 등 자신의 건강을 지키기 위해 최선을 다했다.

그렇게 4개월이 지났다. 어느 날 막내누나로부터 전화가 걸려왔다.

"동생, 나 다 나았어. 의사선생님이 축하한대."

누나는 목이 메어 말을 잘하지 못했다. 얼마나 기쁘던지 내 눈에서도 눈물이 흘러내렸다.

"누나, 축하해요. 고생하셨어요!"

누나는 몇 번이나 고맙다고 했다.

2015년 여름, 우리 부부와 순금 누나네 부부, 외사촌 부부가 고향 부근, 금강 상류가 내려다보이는 정자로 나들이를 갔다. 음식을 차려놓고 술잔을 기울이는데 막내 매형이 할 말이 있다고 했다.

"막내처남, 정말 고마워. 처남은 우리 가족의 은인이야. 처남 아니었으면 이런 시간도 없었을 거야. 그때 내가 처남이 하려는 일 반대해서 마음고생 많았지? 내가 정식으로 미안하다고 사과 한번 하려고 했어. 그런데 오늘 하게 됐네."

"매형, 이런 기적을 누가 쉽사리 믿겠습니까. 보지 않고는 누구도 믿을 수 없는 일이지요. 또한 누나의 의지도 한몫했습니다."

내 대답에 온 가족이 하하 웃으면서 박수를 치고 기뻐하였다.

누나는 나를 믿고 인체정화를 한 결과 살아날 수 있었다. 살아났을 뿐만 아니라 전보다 더 건강해졌다. 먹는 것을 비롯해서 생활습관을 조절하며 살기 때문이다. 앞으로 암 따위가 누나 앞에 얼씬거리는 일은 없을 것이다.

Health Point
인체정화는 병행식(부분해독)과 정화식(전신해독)으로 나뉜다

인체정화는 크게 병행식(부분해독)과 정화식(전신해독)으로 나눌 수 있다. 병행식(부분해독)이란 말 그대로 인체기관을 부분적으로 해독하는 것으로, 소·대장해독과 신장해독으로 나뉜다.

소·대장해독의 경우 장 관리를 통해 장내 환경을 좋게 만들어 유익균의 숫자를 늘려주고 지용성독소를 배출시키는 게 목적이다. 신장해독을 하면 몸 속의 수용성독소가 밖으로 배출되면서 동시에 부종을 해소하 는 효과가 있다.

병행식(부분해독)의 경우 특별히 어디가 아프지 않아도 건강관리 차원에서 수시로 하는 것이 좋다. 기존 식사를 병행하기 때문에 큰 부담 없이 일상 생활에서 적용이 가능하다. 단 식사는 하루 한 끼식(점심 또는 저녁)으로 하되 가공식품, 튀긴 음식, 정제식품을 먹지 않아야 하며 밥은 현미에 콩과 1-2가지 잡곡을 섞은 것이 좋고 반찬은 2-3가지 채소와 새싹, 해조류, 약간의 들깨나 견과류를 섭취한다. 나머지 두끼는 정화식(전신해독)으로 한다.

정화식(전신해독)이란 일반 식사를 끊고 세 끼 모두 정화식(전신해독)에 들어가는 것을 말한다. 정화식(전신해독)의 경우 짧게는 하루에서 길게는 몇 달까지 걸리는데 비만에서부터 고혈압, 당뇨, 암과 같은 중증 질환을 해결할 목적으로 적용한다.

식사를 중단하는 것이 기본이지만 몸이 쇠약한 경우나 의지가 약한 경우, 노동의 강도가 높은 경우, 스트레스가 심한 경우 채식을 병행할 수 있다. 채소는 하루 1-2회 당근, 비트, 셀러리 등을 토종된장에 찍어서 먹으면 된다.

또다른 방법은 버섯류, 해조류, 파, 양파, 무우, 마늘 등을 넣은 된장국을 만들어 약간씩 마시거나 섭취한다.

정화식(전신해독)과 관련하여 적절한 기간 및 복합발효배양물 섭취량에 있어 한의사 및 전문가의 의견을 따를 것을 권한다.

CHAPTER 02

의사도 포기한 류머티스, 면역질환, 근육·혈관· 신경 계통의 병

의사도 포기한 류머티스, 면역질환, 근육·혈관·신경 계통의 병

김연숙(구미, 1963년생, 본인의 동의 아래 실명 게재) 씨는 20년 전인 32세라는 이른 나이에 자가면역질환인 류머티스 판정을 받았다. 연숙 씨는 류머티스 관절염을 고치고자 11년 동안 병원에 다니며 꾸준히 치료를 받았다. 그러나 병이 낫기는커녕 추가로 합병증이 발생하여 무려 여덟 가지나 되는 난치성 질환에 시달리게 되었다.

류머티스를 비롯한 여덟 가지나 되는 난치성질환을 고치다

역류성 식도염, 간질환, 두통, 변비, 신장염, 손발 저림, 빈혈, 부종 등이 그것이다. 또한 대장에서 용종이 발견되어 일곱 개나 떼어냈으며 허리골반염증이 악화되어 수술을 받기도 했다.

아침에 일어나면 손이 퉁퉁 부어 주먹조차 쥘 수 없었고, 일어나는 것도 힘들어 이부자리에서 미적거리다 한나절이 지나 부기가 조금 가라앉으면 겨우 저녁을 지으러 부엌으로 들어가곤 했다. 오후 5~6시가 지나면 몸은 다시 물먹은 솜처럼 무거워져 소파에 기댄 채 식구들을 맞이하곤 하였다.

이런 생활이 너무나 지긋지긋했던 연숙 씨는 어떻게든 나아져야 겠다고 마음먹고 병원 치료를 병행하면서 남들이 좋다는 것은 다 해보았다. 한약은 물론이고 TV에서 광고하는 건강기능식품도 여러 가지를 먹었다. 대개 건강식품을 보면 어디어디에 좋다는 식으로 광고를 한다. 그러나 우리 몸은 기계가 아니다. 어디 한 군데를 고친다고 모든 것이 해결되지는 않는다. 우리 몸이 아픈 것은 혈액과 세포가 오염되었기 때문이다. 몸 전체를 하나로 놓고 보는 차원에서 근본적인 인체정화를 하지 않으면 여드름 하나도 제대로 고칠 수 없는 게 우리 몸이다.

이것저것 해 봐도 낫지 않던 차에 연숙 씨는 2008년 10월 인체정화프로그램을 만나게 되었다. 반신반의했지만 할 수 있는 것은 다 해보겠다는 마음으로 복합발효배양물을 섭취하였다. 인체정화를 시작한 지 사흘째 되던 날 연숙 씨는 화장실에 갔다가 시커먼 변이 아주 많이 나오는 것을 보고 깜짝 놀랐다.

일주일 되던 날에는 호전반응으로 안압이 올라가더니 흰자위의 실핏줄이 터졌다. 실핏줄은 이틀이 지나자 사라졌다. 열흘이 되었을 때는 호전반응으로 두통이 찾아와 연숙 씨는 자신도 모르게 병원에 가서 약을 지어 먹었다고 한다. 원래 연숙 씨는 류머티스로 손가락이 퉁퉁 부어오르며 매우 아팠는데 정화식을 하면서 통증이 더욱 심해지는 것을 느꼈다. 그러나 연숙 씨는 호전반응에 대해 정보를 갖고 있었기 때문에 그다지 두렵지는 않았다고 한다.

"파괴되었던 세포가 살아나고 있구나."

이런 생각으로 다시 사흘을 보내자 통증이 차츰 감소하기 시작했다. 호전반응으로 오는 통증은 죽었던 세포가 살아나는 과정에서 발생하는 통증이기 때문에 유쾌한 통증이라고 할 수 있다. 무엇보다 연숙 씨가 신기하게 생각했던 것은 11년 동안 먹은 약 때문인지

목구멍으로 쓴 물이 올라오는 현상이었다. 이러한 증상 역시 사흘이 지나면서 사라졌다. 그렇게 호전반응은 연숙 씨에게 다양한 형태로 찾아왔고 잠깐잠깐 머물다가 사라졌다.

"굶으면 배가 많이 고플 줄 알았는데 내 몸이 알아서 나쁜 세포와 지방을 땔감으로 가져다 쓰기 때문에 그렇게 힘들다는 생각은 들지 않았습니다."

연숙 씨는 생각보다 편하게 단식을 했다며 기분 좋아했다.

복합발효배양물은 약이 아니다. 완전 무독의 식품으로 인체에 쌓인 쓰레기를 치우는 청소부이자, 몸을 깨끗하게 만드는 일꾼이다. 아픈 곳을 치유하는 것은 내 몸이다. 복합발효배양물이라는 일꾼을 보강해주니 내 몸이 스스로를 치유하는 일에 집중할 수 있는 것이다.

특히 연숙 씨처럼 역류성 식도염으로 고통받는 사람의 경우, 복합발효배양물은 큰 위력을 발휘한다. 몸이 필요로 하는 영양물질을 충분히 공급해주는 동시에 소화효소를 거의 쓰지 않기 때문에 위산이 역류하는 일이 사라지는 것이다.

"사람은 하루 종일 일을 하면 저녁에 집에 가서 쉬잖아요. 그리고 일주일 동안 일을 하면 일요일에 쉬고요. 일 년 중 따로 휴가기간이 주어지기도 하고요. 하지만 내 몸은 조금도 쉬지 못하잖아요. 완전정화식은 일요일도 없고, 잠자는 시간도 없이 일 년 365일 움직여야 하는 신체를 쉬게 하는 아주 좋은 방법인 것 같아요."

그녀 말처럼 단식은 우리 신체 중에서도 특히 소화기관을 쉬게 만드는 아주 좋은 방법이다. 하지만 무조건 굶는 식의 물단식은 매우 위험하다. 혈관 속의 기름때는 물만으로 씻겨나가지 않기 때문이다. 오히려 물단식은 체내 그을음을 과도하게 발생시켜 피 속의 노폐물 양을 증가시킨다. 또한 물단식은 근육에서 에너지를 가져다 쓰기 때문에 다이어트가 끝난 후 요요현상에도 취약하다.

연숙 씨의 경우, 체지방이 모자란 편이었다. 우리나라 사람 중 저체중의 비율이 전체 인구의 18퍼센트라고 한다. 일반적으로 체중의 정상 유무를 논할 때 체질량지수(BMI)를 기준으로 삼는데 이는 몸무게(kg)를 키(m)의 제곱으로 나눈 값이다. 체질량지수 23미만은 정상, 23이상은 과체중이다.

체질량지수 18.5미만이 저체중이라고 할 때 우리나라에 이렇게 저체중 인구의 비율이 높은 것은 미디어의 발달로 인해 여성들이 마른 몸을 선호하게 되었기 때문이다. TV에 나오는 아이돌을 보면 지나치다 싶을 만큼 말라 있다. 건강하게 날씬하면 좋지만 비정상적으로 마르게 되면 면역에 취약하여 질병, 질환에 걸릴 위험이 높아진다.

　연숙 씨의 경우, 일부러 살을 뺀 것이 아니라 병으로 인해 몸이 많이 마른 상태였다. 연숙 씨는 인체정화프로그램을 실시하면서 4킬로그램 정도 몸무게가 불어 누가 봐도 보기 좋은 몸 상태가 되었다.

　그렇게 정화식을 하는 동안 연숙 씨를 괴롭히던 질환도 하나씩 줄어들어 석 달째 접어들었을 때는 자신도 느낄 만큼 건강하게 되었다. 90일 정화식을 마치던 날 병원에 가서 검사를 받은 연숙 씨는 놀라운 결과를 접하였다.

　"류머티스 인자가 하나도 남아 있지 않습니다."

　아무리 독한 약을 써도 사라지지 않던 류머티스가 깨끗하게 사라진 것이다. 무력한 일상에서 탈출하여 자유로운 몸으로 다시 태어난 연숙 씨는 이 믿을 수 없는 사실을 세상 사람들에게 전하기 위해 기꺼이 자기 사례를 밝히는 것에 동의하였다. 현재 연숙 씨는 일 년에 두 번 가량 열흘 단위의 인체정화프로그램을 진행하면서 건강을 유지하고 있다.

아프던 손이 닷새 만에 낫다

류머티스로 고생하기는 이옥선(구미, 1963년생, 본인의 동의 아래 실명 게재) 씨도 마찬가지였다. 옥선 씨는 키 158센티미터에 몸무게가 75킬로그램, 허리둘레가 32인치인 전형적인 비만 체형이었다. 살이 찐 사람은 몸속 지방에 독이 쌓여 있기 때문에 온몸이 쑤시고 아픈 것이 일반적이다. 옥선 씨의 경우 늘 몸이 무겁고 피로했는데 나이 쉰을 넘기면서 왼팔을 들어 올리는 것이 쇳덩어리를 들어 올리는 것보다 힘들게 느껴졌다고 한다. 그러다 말겠지 했지만 증상은 점점 더 심해졌다.

고생하다 찾아간 병원에서 옥선 씨는 류머티스 관절염이라는 진단을 받았다. 관절염은 오른손 전체로 퍼져 간단한 집안일조차 제대로 할 수 없었다. 그래서 집안일 대부분을 남편이 봐주고 있었다. 남편은 자동차부품 사업을 하고 있었는데 하루 종일 쇳덩어리와 씨름하고 돌아온 사람에게 집안일까지 시키려니 보통 미안한 게 아니었다. 하지만 외출은 엄두도 못 내고 다리가 아파 화장실에 오래 앉아 있는 일조차 힘에 겨운 옥선 씨였기에 다른 방법이 없었다.

동생 태선 씨가 언니 집에 놀러왔다가 그 이야기를 듣게 되었다.

"언니, 진즉 내게 말하지, 답답하게 왜 그렇게 고생을 했어? 언니, 딱 40일만 내 말을 믿고 인체정화를 해 봐."

옥선 씨는 설마 했지만 동생의 말을 믿어 보기로 하고 복합발효배양물을 통한 치유에 들어갔다. 닷새째 되는 날이었다. 아프던 오른손이 말끔한 것을 느꼈다.

'어, 왜 안 아프지?'

너무나 신기하여 대체 이 제품이 뭔가 하고 계속해서 프로그램을 진행하였다. 어느 샌가 왼팔의 고통도 사라지면서 몸이 날아갈 듯이 가벼워진 것을 느꼈다. 인체정화프로그램 20일 만에 옥선 씨는 금오산 정상에 올랐고, 40일째는 지리산 종주를 마쳤다. 더 이상 집안일을 남편에게 미루는 일도 없으며 화장실 가는 것도 무섭지 않다고 한다.

"그런 거 다 떠나서 어깨, 팔, 다리 관절이 안 아프니 날아갈 것 같아요. 너무 기분이 좋아요. 사람을 대하는 감정까지 모든 게 다 좋아졌어요."

옥선 씨는 질환 속에서 헤매는 사람을 보면 꼭 인체정화프로그램을 하라고 권하고 있다.

약이 담긴 자루를 천정에 매달아 두게 된 사연

한중길(공주, 1939년생, 가명) 씨 이야기도 빼놓을 수 없다. 한 선생님은 고혈압, 당뇨, 고지혈, 통풍, 류머티스 관절염 등 온갖 질환으로 고통받아 왔다. 95킬로그램이라는 몸무게는 일상생활은 물론 보행조차 어렵게 만들었다.

"우리 집이 공주대 밑에 있는데 산책을 하려면 언덕길을 올라야 해요. 100미터를 걷는 데도 얼마나 숨이 차고 다리가 아픈지 두 번을 쉬었어요."

걷는 모습 역시 남들이 느낄 만큼 부자연스러웠다고 한다. 걸음을 걸을 때마다 허리가 돌아갔기 때문이다.

혈압이 170을 넘어가면서 소변이 잘 안 나왔고, 변비도 심해서 변을 보는 일이 무척 고통스러웠다. 그러던 어느 날 왼쪽 머리에 혹이 생기더니 점점 커졌다. 너무 놀라 대학병원에 가서 140만 원을 주고 컴퓨터단층촬영을 했다. 의사는 수술비가 얼마 나올지 모른다고 말했다.

하루하루 절망 속에서 지내던 한 선생님. 그의 형편을 알게 된 지인이 인체정화프로그램 세미나에 참석할 것을 권했다. 한 선생님은 아픈 몸을 이끌고 대전에서 열린 지역 세미나에 참석하였는데 그날 강사가 하는 말이 귀에 쏙쏙 들어오더란다.

한 선생님은 그날 3일 정도 체험 가능한 제품을 받아서 집으로 왔다. 복합발효배양물 제품을 사흘째 먹는데 갑자기 아랫배가 꾸룩거리면서 화장실에 가고 싶은 생각이 들었다. 그날 엄청나게 많은 변을 본 한 선생님은 제품을 신뢰하게 되었다고 한다.

그러나 변비 해소는 복합발효배양물이 가진 일부분의 효능일 뿐이다. 복합발효배양물이 가진 기능은 나도 다 알지 못한다. 매일 듣는 체험이 새롭고 놀라운 것들이기 때문이다. 사실을 말하면 복합발효배양물이 우리 몸을 고치는 게 아니다. 복합발효배양물은 우리 몸이 스스로를 고치도록 곁에서 돕는 일꾼일 뿐이다. 몸을 고치는 진짜 의사는 우리 몸이다.

제품의 효능을 온몸으로 체험한 한 선생님은 본격적으로 복합발효배양물과 단식을 병행한 인체정화프로그램에 들어갔다. 열흘 만에 혈압이 정상으로 돌아오기 시작하더니 75일가량 인체정화프로그램을 진행하였을 때 무려 24킬로그램의 몸무게를 줄일 수 있었다. 허리띠조차 맬 수 없어 멜빵을 착용해야 했던 한 선생님이었지만 배가 쏙 들어가면서 비만, 고혈압은 물론 당뇨, 고지혈, 통풍, 류머티스, 양성종양 등 모든 질환에서 해방되는 기적까지 맛보게 되었다. 선생님은 가만히 있을 수 없었다. 그날부터 주변에서 질환으로 고생하는 사람을 볼 때마다 인체정화프로그램을 권했다고 한다.

평소 술을 좋아했던 한 선생님은 푸릇푸릇한 술독으로 얼굴이 늘 부어 있었다. 인체정화프로그램을 시작하면서 술을 끊게 되었는데 몸이 좋아지는 것과 동시에 청년 시절의 매끈한 피부를 찾게 되었다.

"회춘이란 이런 것이구나, 느끼게 되었습니다."

한 선생님은 그동안 약으로 살다시피 한 분이다. 인체정화프로그램을 시작하면서 병원에서 준 약을 먹지 않고 두 달을 모으니 자루로 한 가득이었다. 한 선생님은 과거를 잊지 않기 위해 자루를 천정에 매달아 놓고 매일 쳐다본다고 한다.

굴비를 천정에 매달아 놓고 반찬을 대신한다는 자린고비 이야기는 들었어도 약을 천정에 매달아 놓고 매일 쳐다보며 건강을 지킨다는 이야기는 처음이었다. 그것은 경각심을 일깨우기 위한 한 선생님 특단의 조치였다.

"약 자루를 보면 다시는 술도 먹고 싶지 않고, 절대 그 시절로 돌아가지 않겠다는 결심을 하게 됩니다."

100미터 걷는 일조차 힘겨워 하던 한 선생님이 요즘에는 부인과 여기저기 놀러 다니는 재미로 사신다는 소식이다.

선천적 질환인 적혈구파괴증을 극복하다

신소연(제주, 1967년생, 가명) 씨는 어려서부터 빈혈이 심했다. 조회시간, 학교 운동장에서 쓰러진 적도 여러 차례였다. 병원에서 악성빈혈, 재생불량성 빈혈이라는 진단을 받았다.

'남들보다 피가 모자라는가 보구나.'

하는 생각으로 체념하고 살던 중 결혼하여 임신을 하게 되었다. 임신 6개월에 접어들었을 때였다. 갑자기 하혈이 시작되어 병원으로 갔다. 의사는 소연 씨의 증세가 단순한 빈혈이 아니라고 했다.

"적혈구파괴증이라고 하는 희귀병입니다. 적혈구가 점점 파괴되면서 혈관 내 산소공급이 원활하지 않아 빈혈이 생기는 것입니다. 이대로 두면 태아가 위험합니다."

정상인의 적혈구 수치가 100이라면 소연 씨는 20~30밖에 되지 않는다는 이야기였다. 희귀병이라는 말에 소연 씨는 눈앞이 캄캄했다. 단순한 빈혈이 아니었던 것이다. 그러나 슬퍼하고 있을 수만은 없었다. 어떻게든 아기를 살려야 했다.

"선생님, 우리 아기를 살려 주세요. 무엇이든 다 할게요."

"지금으로선 조기 출산이 최선입니다."

6개월 밖에 안 된 태아를 낳아야 한다는 말에 소연 씨는 하늘이 무너지는 것 같았다. 아기가 살아날지도 불확실했다. 하지만 다른 방법이 없었기에 소연 씨는 수술에 동의했다. 아기는 태어나는 즉시 신생아 응급실로 옮겨져 산소호스를 끼어야 했다. 살아날 가능성이 50퍼센트 정도로 희박했음에도 아기는 기적적으로 살아났다.

아기가 살아나 기쁘긴 했지만 소연 씨의 몸은 엉망진창이 되었다. 50킬로그램에 불과했던 몸이 임신 중독으로 인해 90킬로그램까지 불어났다. 중학교 미술선생님인 소연 씨는 한 번 수업이 끝나면 두세 시간을 쉬어야 다음 수업에 들어갈 수 있을 만큼 몸이 쇠약해져 있었다.

극도의 피로 속에서도 소연 씨는 병원에 다니는 일을 잊지 않았다. 정기적으로 검사를 받고 약을 먹는 동안 몸무게는 점점 불어 한 시간 서 있는 것조차 힘에 부쳤다. 그러는 중에 소연 씨는 둘째 아기를 임신하게 되었다.

임신 4개월이 되었을 때 전처럼 하혈이 시작되었다. 급히 응급실에 실려 갔지만 둘째 아기의 생명은 구할 수 없었다.

"현대의학조차 손쓰지 못하는 몸으로 살아야 한다는 것이 너무나 비참했습니다."

그러던 중 소연 씨는 신기한 이야기를 듣게 되었다. 인체정화프로그램 후 기적처럼 소생했다는 사람의 이야기였다.

"에이, 그런 게 어딨어? 병원에서도 못 고치는 병을 어떻게 한방 효소제품이 고쳐?"

하지만 그것을 권한 사람이 소연 씨가 가장 믿고 따르던 사람이었기에 도저히 못 믿겠다는 말을 입 밖으로 꺼내지 못하였다. 일단 소·대장과 신장을 관리하는 부분해독만 해 보기로 했다.

그때부터 놀라운 일이 시작되었다. 수연 씨는 만성변비로 고생 중이었는데 복합발효배양물을 먹자마자 엄청난 양의 변이 쏟아져 나왔다. 그러는 동안 온몸이 가려우면서 더욱 어지러운 증상이 찾아왔다. 그러나 이상하게 머리가 맑아 두려운 생각은 들지 않았다.

자신의 몸에 일어난 변화가 너무 신기했던 소연 씨는 제대로 인체정화프로그램에 도전해 보기로 했다. 전신해독을 시작한 지 사흘째 되던 날이었다. 기침이 심하게 나왔다. 숨이 멎을 정도로 기침이 심했는데 그런 증상이 보름이나 계속되었다. 보름째 되던 날, 강렬한 기침과 함께 초콜릿 빛깔의 가래가 쏟아져 나왔다. 숨을 쉴 수 없을 정도로 가래가 나와 소연 씨는 결국 응급실로 실려 가고 말았다.

그러나 소연 씨는 《5%는 의사가 고치고 95%는 내 몸이 고친다》를 읽었기 때문에 그것이 호전반응이라는 것을 알고 있었다고 한다. 인체정화프로그램에 강한 믿음을 갖고 있던 소연 씨는 병원에 입원해 있는 이틀 동안, 기침을 멈추게 하는 약만 한 알 먹고 그 외에는 어떤 약도 먹지 않고 버텼다. 보통 기침이었으면 불안해서 병원에서 시키는 대로 했을 것이다. 그러나 머리가 깨질 듯이 아프기만 한 게 아니라 맑게 갠 듯하면서, 빈혈 증상이 나아졌다가 심해졌다가를 반복했기에 몸에서 무슨 일이 일어나고 있다는 생각이 강하게 들었다고 한다.

그렇게 호전반응을 견디면서 소연 씨는 60일이라는 긴 시간을 끈질기게 인체정화프로그램에 임했다. 그리고 두 달이 지났을 때 놀라운 결과가 그녀를 기다리고 있었다.

소연 씨는 총 12킬로그램의 몸무게를 줄였는데 어떻게 해도 빠지지 않던 살이었다. 병원 검사에서도 20~30에 불과하던 적혈구 수치가 70으로까지 올라간 것으로 나왔다. 의사도 너무 놀라 오히려 소연 씨에게 물을 정도였다.

"이게 어떻게 된 일입니까?"

소연 씨는 솔직하게 대답하는 대신 빙긋이 웃었다. 그로부터 6개월이 지난 지금까지 소연 씨는 아침마다 정화식을 하고 있다. 두 달 전 정기검진에서는 적혈구 수치가 80가까이 올라, 다시 한 번 의사를 놀라게 하였다.

"이제 정상 수치에 가까워졌기 때문에 더 이상 약은 먹지 않으셔도 됩니다."

소연 씨는 차마 병원에서 주는 약을 하나도 먹지 않았노라는 말은 하지 못한 채 감사인사를 드린 뒤 집으로 돌아왔다.

지금까지 소연 씨는 일절 약을 먹지 않는다. 건강 문제로 중단했던 미술 수업도 다시 시작하였다. 15킬로그램이라는 상당한 체중을 줄였지만 원래의 몸매로 돌아가기 위해 조금 더 노력할 생각이라고 한다. 하루 종일 서서 수업을 진행해도 피로를 모르고, 빈혈증상도 사라졌다. 무거웠던 머리도 가벼워져 하루하루가 새로 태어난 기분이라며 소연 씨는 활짝 웃는다.

"단순히 살이나 빼려고 시작한 인체정화프로그램이었습니다. 그런데 평생 원인도 모른 채 겪어왔던 적혈구파괴증에서 해방되었습니다. 이보다 놀라운 일이 어디 있겠습니까?"

소연 씨는 자기 때문에 남들보다 약하게 태어난 딸에게도 복합발효배양물을 먹였다. 딸은 지금 누구보다 공부도 잘하고 잘 뛰어놀며 건강하다고 한다.

복합발효배양물은 독성이 전혀 없기에 어린아이부터 노인까지 누구나 먹어도 부작용이 없다. 발효의 신비가 식품의 독을 중화시키고 유익 성분을 증강시키기 때문이다. 복합발효배양물은 다차원 발효를 통해 영양성분이 무한대로 증대된, 세상에서 가장 놀라운 식품이다.

"한 번 더 인체정화에 도전해서 나머지 살도 뺄 거예요."

환하게 웃는 소연 씨의 모습이 참 아름답다.

갑상선항진증인 줄도 모르고

수원에 사는 김문영(1970년생, 가명) 씨는 평소 손발이 떨리고 안구가 튀어나오는 등 몸이 아주 안 좋았다. 진통제를 먹으며 버티다 찾아간 병원에서 모든 게 정상이라는 소견을 들었다. 의사가 고개를 갸웃거리며 말했다.

"아무래도 우울증인 거 같습니다. 신경정신과로 가보세요."

"그런데 선생님, 평소에 목이 거북하고, 만지면 뭐가 잡혀요."

"그래요? 그럼 갑상선인데요."

뒤늦게 실시한 재검사에서 그녀는 갑상선항진증이라는 확실한 병명을 알게 되었다. 환자의 병명 하나 못 알아맞히는 의사가 한심했던 그녀는 다른 병원으로 가서 치료를 받았다. 병원비로 몇 백만 원을 쏟아 부으며 치료에 매달렸지만 도무지 낫지 않자 '의사' 자체를 믿을 수가 없게 되었다.

현대의학이 갑상선조차 완치시키지 못하는 것은 증상치료에만 매달리기 때문이다. 근본적인 치유가 선행되지 않으면 현대인이 앓는 질환은 낫지 않는다. 근본적인 치유란 비운 후 새로 채우는 것이다. 오염된 혈액을 깨끗하게 만든 후 적절한 영양공급을 통해 세포를 건강하게 되돌려야만 비로소 치유가 완수되는 것이다.

그때, 아는 언니가 인체정화프로그램을 통해 건강해진 것을 이분이 보게 되었다.

"언니, 그게 뭐예요? 나도 한번 해 보고 싶어요."

그렇게 인체정화프로그램에 발을 디디게 된, 그녀. 그러나 그 길이 쉬운 것만은 아니었다.

"먹는 날부터 호전반응이 왔어요. 눈물, 콧물이 막 쏟아지기 시작하는데 다음 날에는 눈에서 피가 나올 것처럼 눈물이 끊임없이 흐르는 거예요."

이러다 불구가 되는 게 아닌가, 강한 두려움에 휩싸였다고 한다. 그러나 언니는 태연하게 웃을 뿐이었다.

"그게 호전반응이야. 낫고 있다는 증거니 행복하게 즐겨!"

그 말에 그녀는 다시 힘을 얻어 인체정화프로그램을 진행하였다. 그리고 체험 한 달 만에 갑상선 약을 끊게 되었으며 그 밖의 자질구레한 모든 증상을 다 치유하게 되었다.

Health Point
생명이 살아나는 신호, 호전반응

인체정화프로그램을 통해 건강이 회복될 때, 찾아오는 손님이 있다. 바로 호전반응이다. 호전반응이란 '인체가 건강한 세포를 재생하는 과정에서 나타나는 반응으로서 항상성의 극대화 현상'이라고 할 수 있다.

인체가 갖고 있는 항상성은 아주 놀라워서, 아무리 비틀어도 자기 모습을 찾아가는 고무인형과 같다. 비틀어진 기능을 자기 자리로 돌리는 과정에서 나타나는 기침, 가래, 콧물, 감기몸살, 발열, 코피, 무기력증, 졸림, 통증, 요통, 두통, 이명, 안구충혈, 구토, 설사, 변비, 빈혈, 저림, 하혈, 출혈, 탈모, 더부룩함, 가스참, 가려움증, 피부발진 등이 나타나는데 이것이 바로 호전반응이다. 인체는 이런 극심한 과정을 겪은 후 차차 나아지기 때문에 호전반응에 직면하여 겁을 먹기보다는 두 발 전진하기 위해 한 걸음 뒤로 내딛는 준비 자세라고 이해해야 한다.

호전반응이 나타나는 근본적인 이유는 인체 치유 단계에서 자기분해가 일어나기 때문이다. 외부로부터 영양이 공급되지 않으면 인체는 자기가 갖고 있는 찌꺼기들 즉 죽은 세포, 병든 세포, 낡은 세포 등을 가져다 에너지원으로 쓰게 된다. 복합발효배양물을 통한 인체정화의 목적

가운데 하나가 이런 자기분해를 유도하는 것이다. 대사가 정상화되는 것과 인체의 찌꺼기가 사라지는 현상은 동시에 일어나기 때문에 건강을 찾는 과정에서 호전반응은 필수라고 할 수 있다.

인체정화 과정은 대대적인 주택 수리 과정과 유사하다. 벽지를 뜯어내면 다량의 먼지가 발생하고, 낡은 수도관을 들어내면 녹물이 흘러나오며, 하수도를 고치면 썩은 내가 나듯 인체도 오래된 세포를 들어내고, 막힌 혈관을 뚫고, 지방을 분해하는 과정에서 다량의 오염물질이 발생하게 된다.

따라서 인체정화 과정 중에 혈액검사 등을 통해 간수치(GOT, GPT, γGTP 등)이나 중성지방, 총 콜레스테롤 수치 등이 높아져 있는 것을 보고 놀라거나 걱정할 필요가 없으며, 이러한 수치는 인체정화 종료 2주정도 후에는 자연스럽게 정상범위로 자리 잡게 된다.

건강스위치에 청신호가 들어오는 현상이라고 해서 '명현현상'이라고도 불리는 호전반응은 중증환자일수록 반응의 강도가 높게 나타난다. 고혈압이나 당뇨와 같은 중증질환을 앓고 있는 환자일수록 장내에 움푹 파인 게실(diverticula)을 갖고 있는 경우가 많다. 게실이라 함은 변비환자가 묵은 변을 배출하기 위해 장에 압력을 가할 때, 점막이 안에서 밖으로 밀려나면서 생기는 일종의 주머니 같은 것이다. 이곳에 숙변이 끼게 되면 장내 독소를 유발하게 되는데 이렇게 발생한 독소가 장벽을 뚫고 혈관으로 침투하여 각종 대사질환을 불러일으키게 된다.

복합발효배양물을 통해 장청소를 하게 되면 켜켜이 숨어 있던 숙변이 분해되면서 오염물질이 폭발하듯 부풀어 오르게 된다. 이런 더러운 물질이 대장에 가득 차면 배가 부글거리면서 가스가 차오르고, 복통, 설사가 뒤따르는 것은 당연한 일이다. 이것이 바로 호전반응이다. 이런 증상 때문에 현대의학에서는 호전반응을 식품의 부작용으로 오해하기도 한다. 호전반응은 절대 병이 아니며 몸이 정상을 찾아가는 생체 치유과정이라고 할 수 있다.

보통 우리의 몸이 망가질 때는 장, 간, 신장의 순서를 따르는데, 몸이 치유되는 순서도 이와 똑같이 장, 간, 신장의 순서를 따른다. 장이 건강을 되찾았다는 것은 다른 질환을 치유하기 위한 첫 번째 과정에 진입했다는 뜻이다.

신장이 나쁜 사람의 경우, 기본적으로 몸에 붓기가 있다. 이는 대사계의 이상으로 인해 인체의 혈액정화능력과 수분관리능력이 떨어졌기 때문이다. 신장이 좋지 않은 사람이 복합발효배양물을 복용하게 되면 호전반응을 통해 얼굴, 다리 등이 더욱 부어오르게 된다. 이런 반응이 일어나는 것은 체내에 유해물질이 일시적으로 증가하면서 신장세포의 기능에 과부화가 걸리기 때문이다. 하지만 시간이 지나면서 수분대사능력이 살아나 몸의 붓기가 차츰 빠지게 된다. 이것이 바로 인체정화의 메커니즘이다.

CHAPTER 03

삶을 피폐하게 만드는 디스크, 우울증, 공황장애

삶을 피폐하게
만드는 디스크, 우울증, 공황장애

2010년 7월, 찌는 듯 무더운 여름날이었다. 이동진(부산, 1969년생, 가명) 씨에게 이상한 증상이 찾아왔다. 무릎이 시리듯 아프면서 전기가 온 것처럼 양팔이 찌릿찌릿 아프기 시작한 것이다. 며칠 지나면 괜찮겠지 했지만 증상은 갈수록 심해졌다.

수술 없이 디스크를 완치하다

동진 씨는 부산 광안리 소재의 ㅈ정형외과를 찾아가 검사를 받았다. 경추 3, 4, 5, 6번 디스크 협착이라는 결과가 나왔다. 그로 인해 양팔에 마비가 진행 중이었다. 나쁜 소식은 거기서 그치지 않았다. 의사는 양쪽 다리의 무릎 연골이 찢어진 상태라고 하였다.

의사는 일단 약물치료를 권했다. 동진 씨는 5개월에 걸쳐 치료를 받았으나 차도가 있기는커녕 오히려 찢어졌던 연골이 터지고 말았다는 이야기를 들었다. 의사는 2010년 11월 동진 씨에게 수술이 필요하다고 했다.

"이 상태로는 연골을 깎아 낸다고 해도 10년이 지나면 다시 인공관절 수술을 받아야 합니다. 그러느니 차라리 처음부터 인공관절로 교체하는 것이 좋습니다. 또한 경추협착이 빠르게 진행 중입니다. 디스크 수술도 같이 하셔야 합니다."

의사의 말에 의하면 우선 급한 경추 3, 4, 5, 6번 디스크를 인공연골로 교체한 뒤, 오른쪽 무릎연골을 인공관절로 교체해야 한다는 것이었다. 그런 뒤 3개월 있다가 다시 왼쪽 무릎연골을 인공관절로 교체해야 한다고 했다. 이렇게 하는 데 6개월 정도의 입원기간이 필요하며, 수술비를 포함하여 총 4천만 원의 비용이 소요될 것이라고 하였다.

자영업을 하는 동진 씨에게 6개월이라는 입원기간은 상당한 부담이었다. 더구나 4천만 원의 병원비를 감당할 자신은 더욱 없었다. 망설이는 사이 2010년 12월 1일, 연골파열이 일어났다. 서 있을 수조차 없게 되었으며 양팔의 통증은 더욱 심해져 전기가 통하듯 찌릿찌릿 저렸다. 하루 종일 팔과 손을 주무르느라 아무 것도 할 수 없었다. 팔과 손에 힘이 들어가지 않으니 사업은커녕 주먹을 쥐는 것조차 힘이 들었다. 밥을 먹기 위해 간신히 젓가락질을 할 수 있을 뿐이었다.

그때 동진 씨의 매형이 그에게 인체정화프로그램을 권했다. 어떤 방법도 없었던 동진 씨로서는 그거라도 해 보자며 응했다. 전신해독에 들어간 지 사흘째 되던 날부터 이상하게 잠이 오지 않았다. 일주일을 뜬 눈으로 밤을 새웠는데 피곤하기는커녕 몸이 날아갈 듯이 가벼웠다.

다시 사흘이 지났을 때는 반대로 주체할 수 없을 만큼 잠이 쏟아지기 시작했다. 그로부터 나흘 동안 병든 닭처럼 앉아서 꾸벅꾸벅 졸았다. 보름이 지나자 사타구니와 발목에 좁쌀 같은 종기가 돋았다. 미칠 듯이 가려웠지만 호전반응이라는 말에 꾹 참고 견뎠다. 또한 양쪽 무릎에서 뜨거울 만큼 열이 나기 시작했다. 동진 씨가 느끼기에도 그 열은 기분 나쁜 열이 아니었다. 인체가 스스로를 고치기 위해 내는 열이었기 때문이다.

그렇게 다시 일주일이 지났을 때 언제 그랬냐는 듯 열이 가라앉았다. 미칠 듯 가렵던 종기도 가라앉기 시작했다. 그리고 인체정화프로그램 27일이 지났을 때, 놀라운 일이 일어났다. 팔에 힘이 들어가기 시작한 것이다. 또한 약간 아프기는 해도 혼자 힘으로 일어설 수 있게 되었다.

동진 씨는 2012년 3월, 다시 한 번 한 달에 거쳐 진행되는 인체정화프로그램을 실시하였고 조금씩 느껴지던 양팔의 잔여 통증을 깨끗이 청산하였다. 동진 씨는 1년 만에, 처음 디스크 진단을 받았던 ㅈ정형외과를 찾았다. 의사가 황당한 표정으로 고개를 갸웃거렸다.

"완쾌되셨습니다. 이제는 병원에 오지 않으셔도 됩니다. 어떻게 터진 연골이 저절로 아물고, 굳어진 연골이 부드럽게 되었는지 모르겠습니다. 의사 생활 25년 동안 이런 일은 처음 봅니다."

동진 씨는 말없이 미소를 지었다. 설명해도 믿지 않을 것이기 때문이다.

현대의학은 망가진 신체 부위에 매스를 대서 잘라 없애려고 한다. 마치 문제학생을 퇴학시켜 모든 것을 해결하려는 능력 없는 학교처럼 말이다. 문제학생을 교화시켜 좋은 학생으로 만들어야 진짜 좋은 학교이고, 진정한 교사가 아니겠는가.

나도 처음에는 복합발효배양물이 디스크에까지 작용하리라고는 생각하지 못했다. 그러나 당뇨 등의 주요 질환을 고치는 과정에서 부수적으로 디스크가 낫는 것을 보고 확고한 믿음을 갖게 되었다. 우리 인체는 우리가 생각하는 것보다 훨씬 놀라운 능력을 지니고 있다는 것을.

현 2016년까지 동진 씨는 정상적인 생활을 하고 있으며 어떤 통증도 없이 잘 지내고 있다.

의사의 오진이 불러온 병

임성순(서울, 1957년생, 본인의 동의 아래 실명 게재) 씨는 몇 년 전 대전 친구네 놀러갔다가 나이에 비해 너무나 건강한 친구를 보고 충격을 받았다. 당시 성순 씨는 10년째 고혈압을 앓고 있었다. 뿐만 아니라 3년째 협심증과 허리디스크, 퇴행성 무릎관절염과 싸움 중이었다. 말 그대로 안 아픈 데가 없던 사람이었다. 친구에게 건강 비결을 물으니 인체정화프로그램 이야기를 해 주었다.

우리가 아픈 것은 몸에 오염물질이 쌓여서다. 오염물질은 우리 주변에 만연한데 음식을 먹을 때 입으로 들어온다. 또한 숨을 쉴 때는 코로, 아무 것도 안 한다고 해도 피부를 통해 우리 몸속으로 들어온다. 물 맑고 공기 좋은 곳에서 자연식만 한다면 독을 피할 수 있겠지만 우리는 오염된 도시에서 오염된 물과 오염된 음식을 먹으며 살고 있다. 온통 독에 둘러싸여 지내는 것이다. 그뿐인가. 사람들을 만나고 대화를 하는 과정에서 정신적인 스트레스를 겪는다. 어쩌면 현대인에게 있어 가장 큰 독은 스트레스인지도 모른다.

성순 씨는 망설임 없이 나를 찾아왔다.

"그동안 아무 것도 모른 채 병원에서 하라는 대로 하다가 이 모양이 되었습니다. 양약을 먹건 한약을 먹건 단식을 하건 인체의 메커니즘을 모르는 상태로는 우리 몸을 지킬 수 없다는 것을 이제야 알게 된 것이죠."

이 책을 쓰는 과정에서 나는 성순 씨를 통해 병원 치료의 실태를 듣게 되었다. 나로선 도저히 이해할 수 없는 것이었다.

"2010년 1월, 몇 년째 다니던 병원으로 혈압 약을 타러 갔습니다. 의사선생님은 혈압이 좀 높다고 하면서 약을 바꾸어 주셨습니다. 그날이 목요일이었는데 다음 날 금요일, 토요일 아침에 공복 상태에서 약을 한 알씩 복용했습니다. 그런데 일요일 아침에 일어났을 때 가슴통증이 매우 심했습니다. 5~10분 정도 지나면 그런대로 나아졌다가 다시 심해지기를 반복했습니다. 월요일에 병원을 찾아갔더니 의사선생님이 다시 약을 처방해 주셨습니다."

성순 씨는 약국을 찾아가 대체 그 약이 무슨 약인지 물었다.

"심장 약인데 모르셨어요?"

이상한 생각이 들어 다시 병원을 찾아가 의사선생님에게 물었다.

"제가 왜 심장 약을 먹어야 하지요?"

"그냥 심장이 좀 나빠져서 그래요."

하면서 의사가 얼버무리더라는 것이다. 그렇게 일주일 동안 약을 먹는데 아무래도 안 되겠다는 생각이 들었다고 한다.

"선생님, 큰 병원으로 가고 싶으니 의뢰서를 좀 써주세요."

성순 씨는 의사가 써준 소견서를 들고 K대학병원으로 갔다. 그곳 의사에게 자초지종을 이야기했더니 심장조영술을 해 보자고 하였다. 의사가 결과를 말해주었다.

"약물중독으로 인한 심장경련입니다. 정말 큰일 날 뻔하셨네요."

그때부터 성순 씨는 협심증 약을 추가로 먹게 되었다. 약의 부작용인지 체중이 올라가면서 코골이가 심해졌다. 하루는 자다가 깼는데 남편이 보이지 않는 것이었다.

"당신 자다 말고 어디 갔었어요?"

이상하여 물으니 남편이 성순 씨 코고는 소리가 너무 커서 거실로 나갔다고 대답했다.

순간 너무나 미안하고 창피했다. 그 후로는 잠자리에만 누우면 바짝 긴장이 되었다. 선잠이 습관이 되다 보니 일상생활에서도 집중력이 떨어지고 건망증도 심해졌다.

겨울철 실내에 있다가 밖으로 나가면 머리가 찌릿하면서 편두통이 왔다고 한다.

"피가 흐르다 막히는 느낌이었습니다. 집 앞에 재활병원이 있는데 주로 뇌출혈로 쓰러져 재활치료를 받는 사람들이 머무는 곳이었어요. 그들이 간병인의 도움을 받아 걷기 연습을 하는 것을 볼 때마다 나도 저렇게 되는 게 아닌가 싶어 괜히 무서워졌습니다."

당시 그녀는 산악회 활동을 하고 있었는데 조금만 빠르게 걷거나 가파른 길을 오르면 심장에 통증이 왔다고 한다. 퇴행성관절염도 심하여 무릎이 수시로 붓고 아팠다. 또한 허리 디스크로 인해 몸을 구부렸다 펴는 일도 원활하지 못했다.

"한참을 서 있으면 허리를 타고 통증이 내려오는 느낌이 들었습니다. 산에 가도 자꾸 뒤로 쳐졌어요. 제 가방에는 늘 비상약이 들어 있었습니다."

바로 그때 성순 씨에게 찾아온 희망이 인체정화프로그램이었던 것이다. 성순 씨는 단번에 혈압 약과 협심증 약을 끊고 완전정화식에 들어갔다.

일반적으로 고혈압 약을 끊는 것은 무모한 일이라고 하여 의사들은 굉장히 반대한다. 그러나 무조건 끊는 게 아니다. 일단 며칠 끊어 보면 안다. 자신의 몸이 되살아나는 느낌이 어떤 것인지를. 그간 질환을 치료하기 위해 먹은 약이 도리어 몸에 독이었음을 깨닫게 되는 것이다.

주의해야 할 것은 아무 대책도 없이 약을 끊으면 큰일 난다는 것이다. 반드시 단식과 복합발효배양물을 병행하는 가운데 혈압이 오르내리는 수치를 살펴가며 페이스를 조절해야 한다.

인체정화 시 혈압이 내려가는 것은 절대 마술이 아니다. 피 속의 노폐물이 사라지면서 자연스럽게 인체가 혈압조절을 하는 것이다. 고혈압 또한 인체의 항상성 작용이라는 것을 명심해야 한다. 더러운 피를 말초혈관까지 보내려니 압을 높일 수밖에 없는 것이다. 이제 피가 깨끗해졌으니 압을 떨어뜨려도 말초혈관까지 피가 갈 수 있다는 것을 몸이 알고 스스로 조절하는 것이다.

인체정화프로그램 닷새째 되던 날 성순 씨에게 호전반응이 찾아왔다. 쇳덩이를 올려놓은 듯 가슴이 답답해지면서 잠이 오지 않았다. 친구에게 물었더니 호전반응이라고 알려주었다.

"몸이 나아지고 있다는 증거야. 앞으로도 안 좋았던 곳이 또 아플 수 있으니 너무 겁먹지 마."

그 후로도 두통과 빈혈이 간간히 지나갔고 무릎도 아팠지만 일주일 정도 지나니 확실히 나아졌다는 느낌이 들었다. 그리고 열흘째 되었을 때 그동안 자신을 괴롭히던 통증이 거의 사라진 것을 느꼈다.

"허리와 무릎을 만져보면 약간 통증이 있기는 했지만 걸을 때 많이 아프지는 않았습니다. 20일이 지나자 이제 코를 안 곤다며 남편이 신기해했습니다. 코를 골지 않으니 머리가 맑아지고 몸이 가벼워진 느낌이었습니다. 눈도 가볍게 떠지고 기분이 상쾌했습니다. 내가 밥 대신 효소만 먹는 것을 보고 주변에서 그러다 골다공증 걸리면 어떻게 하느냐, 너무 무리하는 거 아니냐고 걱정했습니다. 하지만 그런 일이 일어나지 않는다는 것을 저는 알고 있었습니다."

물단식을 하면 인체가 뼈에서 칼슘을 꺼내 쓰기 때문에 골다공증에 걸리지만 완전정화식은 결코 그렇지 않다. 곡류, 약초, 해조류를 특수 공법으로 다차원 발효한 정화식에는 인체가 필요로 하는 영양소가 골고루 들어 있기 때문에 일정기간 단식 시 꼭 필요한 영양이 보충된다.

마치 화학비료와 농약으로 척박해진 토양을 살리려면 발효된 거름을 주어야 하듯, 화학가공식품과 양약으로 피폐해진 우리 몸을 살리려면 복합발효배양물이 필요하다. 복합발효배양물은 부족해진 영양소는 채우고, 불필요한 노폐물은 배출시켜 건강한 몸으로 회복하도록 도와준다. 발효라고 해서 다 같은 발효가 아니다. 단순 발효와 복합발효는 그 속에 생성된 유익한 성분의 차이가 엄청나다. 우리에게 필요한 것은 복합발효, 다차원 발효다.

성순 씨의 코골이가 나은 것은 복부비만이 사라졌기 때문이다. 복부비만은 횡경막의 길이를 과다하게 키워 폐의 움직임을 방해하는 요인이 된다. 폐의 움직임이 나빠지면 코를 골게 되는 것은 물론 무호흡증을 앓게 되는 것이다.

인체정화프로그램 열흘 만에 6킬로그램이 줄어든 몸은 한 달이 되었을 때 15킬로그램이나 줄어 있었다. 50일 했을 때는 총 18킬로그램을 감량한 상태였다. 50일 과정의 인체정화프로그램을 마친 성순 씨는 K대학병원을 찾아가 검진을 받았다.

"건강이 아주 좋아지셨네요. 이번에는 약을 처방하지 않아도 되겠습니다."

라며 의사가 놀라워했다. 성순 씨는 그동안 약을 하나도 먹지 않았노라는 말은 하지 않고 감사하다는 인사를 한 뒤 병원을 나왔다.

제 몸 하나 가누기도 어려웠습니다

지인숙(부천, 1970년생, 본인의 동의 아래 실명 게재) 씨의 소망은 소박했다. 어떤 일이든 상관없으니 남들처럼 한 달 일하고 월급을 받아보는 것이었다. 하지만 인숙 씨의 몸 상태로는 돈벌이는커녕 자기 몸 하나 가누기 어려웠다. 추를 단 듯 머리가 무겁고, 빙빙 도는 듯 어지럽고, 매를 맞은 듯 온몸이 쑤시는 증상이 그녀를 괴롭혔다. 비라도 오면 하루 종일 방에 누워 있어야 했다.

아침에 남편이 출근하면 집 앞 의료기센터에 가서 세 시간가량 누워 있다 오는 게 일이었다. 그렇게라도 하지 않으면 오후에 시장가는 일조차 힘에 부쳤다. 종합검진을 받아봤지만 별다른 병명이 나오지 않아 더 답답했다. 의사는 그냥 심인성이라고만 말해주었다. 어떤 사람은 인숙 씨에게 우울증이 심해서 그런 거라고 말하기도 했다.

인숙 씨는 2년이 넘는 시간 동안 비 오는 날만 빼고 하루도 빠지지 않고 의료기센터에 다녔다. 그래서 세상에서 의료기가 제일 좋은 줄 알고 살았다. 보다 못한 의료기센터 원장님이 그녀에게 제안을 했다.

"그렇게 매일 오지 말고 하나 들여놓으세요. 350만 원짜리 280만 원에 줄 테니. 하나 사면 평생 쓸 텐데 그게 낫지 않으세요?"

그러나 그마저도 너무 비싸 살 수 없었다.

"남들은 맞벌이만 잘하는데 당신은 빈둥빈둥 놀면서 왜 그리 아픈 데가 많아? 나이나 많아야 말을 안 하지."

남편의 말이 비수처럼 꽂히기도 했다. 건강이 안 받쳐주어서 그런 것인데 게으른 사람 취급하는 것이 너무 싫었다. 인숙 씨는 자신의 무기력함과 무능력이 너무나 원망스러웠다. 시간이 흐르면서 삶의 의욕도 잃게 되었다.

그러던 중 인체정화프로그램에 대해 이야기를 듣게 되었다. 몸이 아픈 원리와 낫게 되는 원리가 그 속에 다 들어 있었다. 인체정화라는 단어가 마음속에 자리를 잡으면서 인숙 씨는 숨겨두었던 비상금으로 치유에 들어갈 결심을 하였다.

한 달이 지나자 인체정화프로그램의 효과가 온몸으로 나타나기 시작했다. 체지방이 빠지는 대신 근육량이 늘어나면서 몸매가 아름다워진 것이다. 시커멓던 얼굴이 밝아졌고 무겁던 머리와 몸도 날아갈 듯 가벼워졌다. 여기저기 쑤시던 데도 다 사라졌다. 비오는 날 외출하는 것이 아무렇지도 않게 된 것이다. 인숙 씨는 우산을 들고 시장이랑 공원이랑 다 돌아다녔다.

몸이 좋아지면서 인숙 씨는 2년간 다니던 의료기센터에도 발을 끊었다. 사람들이 얼굴이 밝아 보인다며 어떻게 된 거냐고 물었다.

인숙 씨는 프로그램 기간을 두 달 더 늘려 3개월까지 해 보기로 했다. 3개월이 지나자 77사이즈였던 몸이 55사이즈로 줄었다. 또한 그토록 바라던 직장에도 나가게 되었다. 신축건물 준공 청소일인데 한 달에 150만 원을 주는 곳이었다.

"처음 월급이라는 것을 받고 너무나 기뻐 혼자서 얼마나 울었는지 몰라요."

무엇보다 남편에게 떳떳하게 얼굴을 들 수 있어 가장 좋다고 하였다. 그동안 아프다며 남편에게 얼마나 걱정을 안겨 주었던가. 건강을 찾은 뒤에야 남편의 입장도 헤아릴 수 있게 된 것이다.

공황장애와 터널공포증으로 6년째 약을 먹다

원주에 사는 김수경(1975년생, 가명) 씨는 공황장애와 터널공포가 심했다. 차를 타고 가는 도중 응급실로 실려 간 적도 여러 번이었다. 인체정화프로그램을 시작할 당시 6년째 약을 먹고 있었고, 정신과 치료도 3년에 걸쳐 받고 있었다. 약을 먹으면서 비만이 찾아와 시중에서 판매하는 다이어트 식품은 거의 다 먹어 봤다고 했다. 그러나 살은 조금도 빠지지 않아 정신적인 고통이 가중되고 있었다. 그때 그녀를 찾아온 게 인체정화프로그램이었다.

살을 빼겠다는 생각으로 도전한 것이 뜻밖의 결과를 얻게 되었다. 몸무게가 많이 줄어든 것은 물론 공황장애와 터널공포가 호전된 것이다. 어떤 약을 먹어도 낫지 않던 증상들이 체험 한 달 만에 놀랄 만큼 좋아진 것을 보고 그녀는 조금 더 길게 인체정화프로그램을 하겠다고 하였다. 두 달, 석 달을 채우면 더 좋은 결과가 있으리라고 본다.

Health Point
복합발효배양물이란

    토양을 구성하는 성분과 우리 몸을 구성하는 성분은 놀랍게도 일치한다. 이는 우리가 흙에서 와서, 흙에서 나온 음식을 먹고 살다가, 흙으로 돌아가는 존재이기 때문일 것이다.

    농부는 화학비료와 농약으로 인해 토양이 척박해지면 짚, 잡초, 낙엽, 가축의 배설물 등을 발효시킨 거름(두엄)으로 땅을 되살린다.

    마찬가지로 화학적으로 가공된 식품과 약, 정제식품 등으로 인해 인체가 오염되고 피폐해지면 정상으로 되돌려놓기 위한 노력이 필요하다. 농부가 자연물을 발효한 거름을 사용했듯 우리도 자연물을 발효시킨 식품을 통해 인체를 정상화시켜야 한다.

    발효란 미생물이 자신이 가지고 있는 효소를 이용해 유기물을 분해시키는 과정에서 우리 몸에 유익한 물질을 만들어내는 일이다. 세계 여러 국가의 장수마을을 봐도 하나 같이 발효식품을 가까이 두고 먹는 것을 알 수 있다.

    우리의 생활 속에는 아주 많은 발효식품들이 있다. 흔히 먹어온 김치, 청국장, 된장, 간장, 요구르트에서부터 낫또, 츠게모노 등 외국 산 발효식품이 인기를 얻고 있다.

모든 발효식품은 발효식품의 종류에 따라 순차적인 발효과정을 거치게 된다. 1차 발효는 한 번 발효시킨 것으로 이렇게만 해도 유용한 물질이 많이 만들어진다. 2차 발효란 여기서 한 발 나아가 한 번 발효된 물질끼리 혼합, 새로운 조건으로 완전히 새로운 발효식품을 얻어내는 일이다. 1차 발효식품에 비해 유익한 물질이 증강되는 것은 당연지사다. 이게 전부가 아니다. 3차 발효라는 게 있다.

3차 발효란 2차 발효된 물질을 새로운 조건으로 한 번 더 발효하는 것으로 상상 이상의 효능을 갖게 된다. 이것이 복합발효배양물이다. 3차 발효는 발효과정이 복잡하고 제어가 어렵기 때문에 고도로 숙련된 기술과 경험이 필요하다. 발효에 대한 제어가 실패할 경우 결과물은 발효물이 아니라 부패물이 된다.

콩을 예로 들어 보자. 콩과 같은 씨앗류에는 효소저해제가 들어 있어 날로 먹으면 배탈이 난다. 하지만 익힌 콩은 최고의 식물성단백질 공급원으로 골밀도 증강, 유방암 발병률 감소, 혈관 보호 효과가 뛰어난 것으로 알려져 있다.

그 자체로도 몸에 좋은 콩을 발효하면 유익한 성분이 증강되는데, 1차 발효에 해당하는 콩 식품은 삶은 콩을 발효한 청국장 또는 삶은 콩을 지푸라기로 묶어 일정 시간 띄운 메주라 할 것이다. 이후 2차 발효를 통해 얻어낸 것이 된장이요, 간장이다.

　청국장이 아무리 몸에 좋다고 해도 2차 발효된 된장의 효능에 비할 바가 아니다. 어렸을 적 생손을 앓거나 벌에 쏘이면 어머니가 된장을 발라주셨는데 이렇게 하면 신기하게도 다음 날 상처와 통증이 씻은 듯이 나았다. 된장에는 삶은 콩이나 청국장에는 없는 항염물질과 세포 재생 성분이 존재하는 게 분명하다.

　이렇게 콩 한 가지만 발효해도 좋은 성분이 증강되는 게 2차 발효 기술이다. 인체정화프로그램 시 섭취하게 되는 복합발효배양물은 미역·김·다시마·톳과 같은 해조류와 현미·콩·보리·율무·메밀·조와 같은 곡류에 산약·구기자·산사자·결명자·지황·맥문동·산수유·작약·계지·감초와 같은 생약류를 배합하고 여러 조건을 달리하여 3차에 걸쳐 발효를 하게 된다. 여기서 조건이라 함은 온도, 습도, 시간, 공기, 종균 등 최적의 발효배양을 위한 제어를 말한다.

　복합발효배양물은 저온저압발효숙성, 저온건조 기술이 필요한데 이런 노하우는 아주 많은 실패 속에서 얻어진 것들이다. 이렇게 해서 탄생한 복합발효배양물이기에 상상을 초월하는 유익한 성분이 담기게 되는 것이다.

CHAPTER 04

고혈압, 당뇨 등 난치병은 평생 약을 먹어야 하나

고혈압, 당뇨 등 난치병은
평생 약을 먹어야 하나

　신보영(부산, 1968년생, 가명) 씨는 보험회사 지점장으로 10여 년간 직장생활을 하면서 생활이 매우 불규칙했다. 그로 인해 4년간 역류성식도염으로 고통받았고, 5년 째 갑상선항진증 약을 먹고 있었다. 보험사 고객들에게 이런 사실을 이야기했더니 다들 이게 가장 좋은 거라면서 앞 다투어 건강식품을 권했다. 그 바람에 보영 씨는 안 먹어 본 건강식품이 없었다.

역류성식도염, 갑상선항진증에서 해방되다

그러던 어느 날 고객이 인체정화프로그램을 추천해주었다.
"예쁘게 살 빼는 데는 최고니까 다른 건 관두고 다이어트라도 해보세요."

사람을 상대하는 직업인만큼 외모관리도 중요하여 보영 씨는 복합발효배양물과 단식을 병행한 인체정화프로그램에 들어갔다. 고객의 말대로 건강하게 살이 빠져 매우 흡족했는데 약간의 속 쓰림과 어지럼증 말고는 각오하고 있던 호전반응은 나타나지 않았다.

"나는 편하게 하는 체질인가 보다 했죠."

보영 씨는 두 가지 기본제품으로 사후관리에 들어갔다. 호전반응은 그 순간 찾아왔다. 3주간이나 계속되는 호전반응으로 인해 보영 씨는 매우 고통스러웠다고 한다. 머리가 깨질 듯이 아팠고 가래가 심했다. 하루 동안 종이컵으로 3~9컵까지 가래를 뱉어낼 정도였다.

'감기도 아닌데 왜 이런 일이 생기는 걸까?'

상담이 직업이었던 보영 씨로서는 업무에 지장을 초래하는 일련의 증상이 매우 난감했다. 어렴풋이 호전반응이 온 것을 느꼈지만 보다 자세히 알고 싶었다. 보영 씨는 두 시간에 걸친 세미나를 통해 증상이란 무엇인지, 호전반응이란 어떤 것인지 등 몸의 치유 메커니즘에 대해 알게 되었다. 치유 원리를 알게 되니 위장약, 역류성 식도염, 갑상선항진증 약을 끊을 용기도 생겼다.

21일 후 몸이 완전히 좋아지게 된 보영 씨는 당장 어머니에게 달려갔다.

"엄마, 엄마! 이거 먹어 보세요."

보영 씨의 어머니(당시 72세)는 부산 자갈치시장에서 인삼장사를 하고 있었다. 평생 40킬로그램 이상이 나간 적이 없을 만큼 마르고 가벼운 체질이었다. 허리가 90도로 휘어 배에 복대를 하지 않으면 걸음을 옮길 수조차 없었다. 그뿐만 아니라 어머니는 20년간 고혈압 약을 복용하고 있었다.

어머니에게 인체정화프로그램을 권한 지 두 달이 지났을 때 37킬로그램에 불과했던 몸무게가 45킬로그램까지 나가게 되었다. 혈압약을 끊은 것은 물론이요, 무엇보다 굽었던 허리가 펴져 부산 자갈치시장에서 기적이 일어났다며 난리가 났다고 한다.

보영 씨의 어머니는 현재까지 혈압 약을 복용하고 있지 않으며 복대를 하지 않아도 당당하게 걸으신다. 기적은 거기서 그치지 않았다. 뒷장에 자세히 이야기하겠지만 초등학교 5학년이던 보영 씨의 아들 이야기는 들어도 들어도 감동적이다.

아들은 학교에서 있었던 신체검사에서 고도비만 판정을 받고 당장 다이어트를 실시할 것을 권유 받았다. 이 일로 보영 씨는 고민이 많았는데 아들도 인체정화를 시키는 것이 옳다는 판단이 들었다. 현재 보영 씨의 아들은 살을 많이 빼고, 키도 키워 건강한 모습으로 학업에 열중하고 있다.

단순히 다이어트를 목적으로 시작했던 프로그램이 보영 씨의 인생을 바꾸고 가족들의 삶을 바꾸어 놓았다. 마른 사람은 살이 오르도록 하고, 뚱뚱한 사람은 정상체중으로 돌려놓고, 아픈 사람은 낫게 하고, 우울한 사람은 밝게 만드는 것이 인체정화다.

16킬로그램의 살을 빼다

빈미원(부산, 1960년생, 본인의 동의 아래 실명 게재) 씨는 한 달 동안 무려 16킬로그램을 감량하고 건강을 되찾은 사례다. 미원 씨가 인체정화프로그램에 참여하게 된 계기는 갑자기 당한 발목골절에 있었다. 계단에서 발을 헛딛는 바람에 발목이 부러진 미원 씨는 수술을 준비하는 과정에서 가슴 엑스레이 사진을 찍게 되었다. 아무 생각 없이 찍은 사진이건만 의사가 놀라운 말을 해주었다.

"지금 환자분의 심장이 많이 부은 상태입니다. 이 상태로 마취를 해도 좋은지 내과에서 허락을 받아오셔야만 수술에 들어갈 수 있습니다."

그래서 미원 씨는 내과의사의 동의를 얻기 위해 큰 병원으로 갔다. 내과의는 심장이 부은 것은 혈압 약 때문이라며 수술에 동의하는 서류에 사인을 해주었다. 미원 씨는 3년 동안 혈압 약을 먹어왔지만 부작용에 대한 이야기는 듣지 못했기에 놀라지 않을 수 없었다. 그녀의 나이 이제 겨우 54세였다.

또한 나이가 여든인 친정아버지도 20년간 혈압 약을 먹어왔는데 자신도 그렇게 오래 약을 먹어야 한다는 생각에 갑자기 소름이 돋았다. 게다가 혈압 약으로 인해 심장까지 부었다니 너무나 무서웠다.

"선생님, 그럼 어떻게 하면 혈압을 낮출 수 있죠?"

"생활의 모든 면에서 개선이 있어야 하고 무엇보다 살을 빼야 합니다."

그 말을 들은 미원 씨는 살을 뺄 방법을 찾기 시작했다. 그때 지인으로부터 인체정화에 대해 듣게 되었다. 건강하게 살을 빼는 프로그램이라고 하면서 전문가의 상담을 꼭 받아 보라고 추천하였다.

'이런 원리라면 지금까지 내가 먹어온 간 약, 혈압 약, 갑상선 약, 안약, 요실금 약을 안 먹어도 되겠구나.'

하는 확신이 들었다고 한다. 그런 질환 외에도 미원 씨는 따로 약은 안 먹었지만 이명과 자궁근종으로 고통받고 있었다.

인체정화프로그램에 들어간 지 이틀째 되었을 때였다. 토란대를 먹은 듯이 목이 불편하고 따끔거렸다. 호전반응이었다. 목이 아픈 증상은 다음 날 저녁 바로 없어졌다고 한다. 호전증상은 사람마다 길게 끌기도 하지만 안 오기도 하며 짧게 지나가기도 한다. 증상에 따라, 병의 원인에 따라 개인차를 보이는 것이 호전반응이다.

"사흘째부터 엿새까지는 눈곱이 많이 끼어 아침에 일어날 때마다 그것을 제거해야 눈을 뜰 수 있었습니다."

또한 닷새째에 이르러 미원 씨는 본래부터 가슴골에 있던 검붉은 반점이 옅어지는 것을 확인할 수 있었다. 미원 씨는 너무 놀라 자기 몸에 일어나는 반응을 계속 주시하였다.

일주일째 되었을 때, 오른쪽 머리끝에서 열이 나면서 강한 통증이 찾아왔다. 통증은 10분 후 멎었지만 이내 심한 하품이 찾아왔다. 해도 해도 끝없는 하품이었다. 하품이 한없이 이어지던 날 저녁, 그렇게 시끄럽게 울어대던 매미소리가 귀에서 들리지 않았다. 이명이 사라진 것이다.

'인체정화가 무엇이기에 이런 일이 일어난단 말인가!'

미원 씨는 모든 상황이 놀랍기만 하였다. 기도하는 마음으로 정화식을 한 번 더한 뒤 잠자리에 들었다.

아흐렛날이었다. TV를 보는데 아랫배에 묵직한 통증이 느껴졌다. 생리통과는 약간 다른 이상한 아픔이었다. 열흘째 되었을 때 질을 통해 이상한 물질이 배출되었다. 손가락 두세 마디 크기의 검붉은 덩어리였다. 씹다 버린 미더덕 같기도 하고, 찢어진 풍선 같기도 한 그것이 배출된 지 이틀이 지나 누런 액체가 흘러나오기 시작했다.

미원 씨는 한순간 자궁에 있던 혹이 터졌구나 하는 생각이 들었다. 열흘 만에 혈압도 정상으로 돌아와 있었다. 모든 것이 좋아진 뒤에도 한 달간 인체정화프로그램을 지속한 미원 씨는 총 16킬로그램이라는 놀라운 기록으로 체중을 감량하게 되었다.

"인체정화를 하면 어떤 병도 나을 수 있다는 생각이 들었습니다."

미원 씨는 현재 활기찬 인생을 향유하고 있다.

건강해 보이지만 건강하지 않았던 삶

환갑을 눈앞에 둔 이순희(부산, 1956년생, 본인의 동의 아래 실명 게재) 씨는 누가 봐도 건강 체질이었다. 그 나이에 당뇨와 고혈압 없이 사는 것이 흔한 일이 아니었다. 그러나 실상은 그와 달랐다.

순희 씨는 하루가 멀다 하고 병원을 들락거리며 약과 주사를 처방받고 있었다. 손가락 하나 까딱할 수 없을 만큼 극심한 피로가 순희 씨를 괴롭혔던 것이다. 또한 입 안이 수시로 헐어 입천장이 피고름으로 마를 날이 없었다. 병원에서 처방해 준 약을 먹으면 당장은 가라앉았지만 그때뿐이고 다시 붓고 헐기를 반복했다.

그밖에 가슴을 쥐어짜는 통증, 알레르기, 자궁근종도 순희 씨를 괴롭히는 증상들이었다. 의사는 특별한 원인을 찾지 못하겠다는 말만 되풀이했다.

"지금으로선 영양섭취를 잘하고 안정을 취하는 것이 최선입니다."

좋다는 음식은 다 찾아먹고, 영양제와 한약을 입에 달고 살 정도로 몸을 보살폈건만 증상은 좀처럼 수그러들지 않았다. 남들보다 힘든 일을 하는 것도 아니었기에 순희 씨는 자식은 물론 누구에게도 하소연을 할 수 없었다.

그러던 중 어디선가 복합발효배양물을 통한 인체정화프로그램이 좋다는 말을 듣게 되었다. 처음에는 한 귀로 흘려듣고 말았는데 그것을 다시 떠올린 것은 딸이 몸이 안 좋다며 병원에 다녀온 뒤였다. 딸이 청천벽력 같은 말을 하였다.

"엄마, 나 갑상선이래."

딸은 20대였다. 순희 씨는 불길한 느낌에 휩싸였다. 순희 씨 역시 20대 초반에 갑상선항진증에 걸려 고생을 한 기억이 있기 때문이었다. 자신의 병이 유전된 것 같아 마음이 무거웠다. 순희 씨는 어떻게든 딸의 병을 고쳐주어야겠다고 생각하고 방법을 찾기 시작했다. 그때 순희 씨의 머리에 인체정화프로그램이라는 것이 떠올랐다. 순희 씨는 당장 수소문하여 딸과 함께 인체정화를 시작하였다. 일단은 약을 먹는 게 아니었기에 안전문제에 대한 저항이 덜했고, 지인들을 통해 들은 기적적인 사례가 희망을 주었다.

인체정화프로그램을 시작하면서 순희 씨는 병원에 가는 일이 줄었다. 4개월째부터는 몸이 확연히 좋아졌다는 생각이 들었다. 늘 달고 살던 햇빛 알레르기가 사라졌고, 입 안이 붓고 허는 증상도 말끔히 소멸되었다. 만성피로에서 벗어났고, 숨쉬기 힘들 정도로 가슴 조이던 고통도 사라졌다. 삶의 기쁨이 무엇인지 알 것 같았다. 갑상선으로 고통받던 딸도 몸이 정상으로 돌아왔음은 물론이다.

순희 씨는 인체정화프로그램을 멈추지 않고 계속했다. 그러던 어느 날 순희 씨에게 때늦은 호전반응이 찾아왔다. 손과 얼굴 등지에 발진이 올라오더니 피고름이 맺혔다가 사라지는 것이었다. 가족들이 놀라 당장 복합발효배양물을 끊으라고 하였다. 하지만 순희 씨는 호전반응에 대해 알고 있었기 때문에 담담하게 대처하였다.

"이건 병이 아니라 나처럼 몸이 냉하고 자궁이 안 좋은 사람에게 일어나는 증상이니 아무 걱정하지 마세요."

그녀의 말대로 호전증상은 곧 사라졌다. 현재 순희 씨는 사후 관리로 일 년째 부분해독을 하고 있다. 약과 주사에 의지하지 않고 사는 것만으로도 순희 씨는 너무나 행복하다고 한다.

두드러기가 심해 응급실에 실려가던 아내

고윤(서울, 1963년생, 본인의 동의 아래 실명 게재) 씨는 처음 딸의 장을 고치는 과정에서 인체정화와 인연이 닿았다. 세 식구 모두 건강에 문제가 있었기에 동시에 프로그램을 진행하였다. 나중에 딸의 이야기도 하겠지만 이번 사례는 아내의 경우이다.

고윤 씨의 아내는 어렸을 적부터 심한 두드러기로 고생하였다고 한다. 응급실에 실려 간 적도 여러 번이었다 한다. 두 사람이 결혼한 것은 1월, 추운 겨울이었다. 어느 날 아내 몸에 두드러기가 올라왔다. 말로는 들었지만 그 정도로 심할 줄은 몰랐기 때문에 고윤 씨는 상당히 놀랐다. 아내 말로는 날씨가 차가우면 두드러기가 더욱 심해진다는 것이었다.

따뜻한 봄이 되어 두드러기가 가라앉나 싶었지만 또 다른 증상이 아내를 괴롭히기 시작했다. 알레르기 비염이었다. 재채기와 콧물이 나는 것은 물론 눈이 발갛게 충혈되어 외출하는 일이 꺼려졌다. 모르는 사람들이 보면 눈병에 걸린 줄 오해하기 때문이었다.

병원에서 항히스타민 계열의 약을 처방해주었는데 근원적인 해결은 되지 않았다. 생각 끝에 고윤 씨 부부는 알레르기 전문 한의원을 찾았다. 한의사는 소화기관이 안 좋아 알레르기가 발생하는 거라며 3개월 가까이 침과 한약을 처방하였다.

그렇게 치료를 받는 동안에는 증상이 호전되었지만 해가 바뀌면 또 다시 재발하였다. 이런 일이 무려 10여 년이나 반복되었다고 한다. 그러다가 2012년 10월, 고윤 씨는 자신이 다니던 교회 장로님을 통해 인체정화프로그램에 대해 이야기를 듣게 되었다. 고윤 씨는 딸의 구안와사를 치료할 생각으로 시작하였는데 나중에는 아내에게도 섭취를 권했다. 복합발효배양물이라면 아내의 병도 나을 것 같은 생각이 들었다.

그해 두 달 동안 아내는 인체정화프로그램을 실시하였다. 그리고 겨울이 되었을 때 놀라운 일이 일어났다. 날씨가 차가운데도 두드러기가 올라오지 않는 것이었다. 고윤 씨 부부와 딸은 손을 붙잡고 펄펄 뛰며 좋아하였다. 기적은 또 있었다. 봄이 되면 어김없이 찾아오던 알레르기 비염 증상 역시 나타나지 않은 것이다.

그뿐이 아니었다. 평소 아내는 어깨 통증이 심하여 밤마다 주물러 달라고 하였는데 그런 증상마저 깨끗이 사라졌다고 한다. 시력도 좋아져 집에서는 안경 없이도 생활할 수 있게 되었다. 일이 이렇게 되자 아내의 친정은 물론이고 주변 사람들이 자기도 해 보겠다고 난리가 났다.

"예전에는 귤과 같은 신 과일은 이가 시려 아예 못 먹었거든요. 그런데 이제는 마음껏 먹어도 아무렇지 않아요. 너무 신기하죠?"

고윤 씨 부부가 환한 얼굴로 웃으며 내게 자랑하였다.

일생을 따라다닌 과민성대장증상과 이별하다

김영희(김해, 1970년생, 본인의 동의 아래 실명 게재) 씨는 어릴 때부터 과민성대장증상으로 고통받아 왔다. 시험이 있거나 사람들 앞에 나가 발표를 해야 할 때면 어김없이 배가 아프면서 설사를 했다고 한다. 또한 야식이라도 입에 댈라 치면 다섯 번도 좋고 심할 때는 열 번씩이나 잠이 깨어 새벽 내내 화장실을 들락거려야 했다. 치킨을 곁들인 맥주는 꿈도 못 꾸고 더운 여름날 시원한 음료 한 잔 들이켜는 일도 조심스러웠다. 또한 아침에 공복 상태에서 커피를 마시면 곧바로 화장실로 직행해야 했다.

영희 씨의 불편한 점은 그뿐이 아니었다. 낯선 곳에 여행을 가면 어김없이 배가 아프면서 화장실에 가고 싶은 생각이 들었다. 시원하게 변이라도 보면 좋으련만 변기에 앉으면 언제 그랬냐는 듯 금방 증상이 사라졌다고 한다. 그렇게 종일 화장실을 들락거린 끝에 약간의 설사를 할 수 있었다.

평소 변은 무르고 가늘었는데 그게 아니면 대부분 설사였다. 늘 배가 아프다는 말을 입에 달고 살았기 때문에 주변에서도 영희 씨의 증상을 거의가 알고 있었다. 또한 신경성 위염이 있어 한번 통증이 시작되면 며칠 간 아무 일도 못한 채 고생해야 했다.

"나 스스로도 왜 이렇게 게으를까 생각될 정도로 매사에 의욕이 없고 기력이 없었어요. 백화점을 한 바퀴 돌고 나면 의자부터 찾아요. 남들은 쇼핑이 즐겁다고 하는데 나는 밖에 나가는 것조차 부담스러웠어요. 청소기라도 한 바퀴 돌리면 누워 있어야 하고 정말이지 제가 너무나 무능력하게 생각되는 거예요."

아픈 것이 서러운 것은 질환으로 인해 활동성이 떨어지는 것임에도 주변에서 게으르다는 오해를 받기 때문이다. 환자 본인도 자신이 쓸모없는 사람이라는 생각 때문에 죄책감에 빠지기 쉬우며 상당수 우울증에 걸리기도 한다.

그러던 중 영희 씨는 지인으로부터 인체정화프로그램을 소개받게 되었다. 장이 눈에 뜨일 정도로 좋아진다는 말에 당장 시작하였다. 단식과 복합발효배양물 복용을 병행한 지 이틀째 되었을 때 영희 씨는 급작스럽게 기력이 떨어지는 경험을 해야 했다. 일어나는 일조차 힘들었다고 한다. 아침에 특히 많이 어지러웠다고.

사흘 째로 접어들자 온몸에 발진이 돋으면서 가려운 증상이 시작되었다. 영희 씨는 평소 목부터 점점 넓게 퍼져가는 아토피 증상으로 고통받아 왔는데 이런 증상의 연장인 것 같았다. 겨드랑이 발진은 두 달간 계속되었다. 또한 다리가 퉁퉁 부어올라 손가락으로 꾸욱 누르면 눌린 자리가 하얗게 변색되면서 좀처럼 원상복귀 되지 않았다. 한창 부을 때는 어찌나 팽팽한지 다리가 터질 것 같았다. 또한 머리에 수지침을 놓은 듯 따끔거리는 통증이 지속되었다.

그러나 그토록 심신을 괴롭히던 호전반응도 막을 내리고 인체정화프로그램을 시작한 지 일주일이 되었을 때 영희 씨는 마침내 바나나 크기의 굵은 변을 보았다. 그녀 인생에 그렇게 찰진 변은 처음이었다. 남편을 불러 변기 좀 들여다보라고 소리칠 정도였다. 세상에 이런 변도 있구나 싶었다고 한다.

신경 쓸 일이 생길 때마다 화장실을 들락거리던 습관도 사라졌다. 이제 영희 씨는 화장실에 가면 한 번에, 날아갈 듯 시원한 변을 본다고 한다.

"집에 있으면 자꾸 청소가 하고 싶어지고, 무엇이든 하고 싶어 몸이 근질거려요. 예전에는 틈만 나면 누워 있었는데 이제는 엉덩이가 들썩거려 뭐든 하고 싶어지는 거예요. 내 안에 이런 에너지가 있었다는 게 너무 놀라워요. 인생이 이렇게 활기찬 것인 줄 전에는 몰랐어요."

그녀를 괴롭히던 두통과 아토피 증상까지 깨끗이 사라졌음은 물론이다.

　무력감, 우울증 등 현대인을 괴롭히는 마음의 질환 대부분이 몸을 움직여 땀을 흘리지 않기 때문에 발생한다. 인간은 한 자리에 가만히 서 있는 식물이 아니기 때문에 움직여야만 몸의 활력을 얻을 수 있다. 마음의 활력 역시 인체의 신진대사 과정을 통해 얻어지기 때문에 건전한 정신을 갖기 위해서는 몸의 활력에 기댈 수밖에 없다. 몸과 마음은 꼬리에 꼬리를 물고 이어지는 둥근 고리 구조로 연결되어 있어서 어느 한쪽이 침체되면 함께 나빠지는 경향이 있다.

　또한 몸을 움직이면 직접적으로 몸속에 남아도는 당분과 지방을 연소시키는 효과가 있는데 영희 씨의 경우 과민성대장증상으로 몸의 활력이 침체되어 대사가 나빠질 수밖에 없었다. 대사가 나빠지면 몸의 활력이 감소되는 악순환이 이어진다. 이런 악순환의 고리를 끊는 게 바로 인체정화프로그램이다. 복합발효배양물을 통해 증상을 치유하면 몸의 활력이 살아나 소화계가 살아나고 대사가 원활해져 건강한 정신과 육체를 유지하는 일이 가능해진다.

삶의 벼랑 끝에서 살아나다

제주에 사는 이미선(1965년생, 가명) 씨의 이야기다. 32세에 조기 폐경이 찾아오더니 류머티스 관절염과 두드러기가 시작되었다. 상습적으로 설사를 한 지도 20년이나 되었다고 한다. 의사는 원인을 알 수 없다고 하면서 약을 처방해주었다.

"증상은 잠시 좋아지겠지만 치료는 안 될 겁니다."

약을 먹으면서부터 근육이 수축되는 새로운 증상이 그녀를 괴롭혔다. 아침이 되면 몸이 붓고 아파서 움직일 수가 없었다. 요가를 시작하면서 몸이 약간 부드러워지기는 했지만 통증은 여전했다.

"그때는 정말 최악의 생각까지 했어요."

인간에게 있어 육체적 고통이란 이처럼 참을 수 없는 것이다. 그러는 중에 아는 분이 인체정화프로그램을 권해주었다. 하도 이 약 저 약 먹으며 몸이 망가진 상태였기에 더 이상 남의 말은 믿고 싶지 않았으나 권해준 분이 워낙 종교적으로 신실한 분이었기에 따르기로 했다.

인체정화를 시작한 지 사흘 만에 구토, 발열, 두통, 입 냄새 등 온갖 호전증상이 찾아왔다. 그런 중에도 몸이 나아지고 있다는 생각이 들어 꿋꿋이 프로그램을 진행하였다. 그리고 드디어 두 달째 되던 날, 고질이었던 20년 된 설사가 멎고 황금색의 바나나변을 보는 기쁨을 맞이하게 되었다.

또한 관절에서 소리가 나면서 아프던 증상이 어느새 멎더니 근육이 수축되는 증상도 싹 사라지는 것을 느꼈다. 이분은 여드름이 많이 난 딸에게도 정화식을 시켰고, 그 결과 딸은 병원에 다니지 않고도 깨끗하게 여드름을 해결할 수 있게 되었다.

당뇨수치가 거짓말처럼 정상을 찾다

명문 Y대의 총학생회장까지 지낸 김성철(가명) 씨 이야기다. 서울에서 직장을 다니다가 은퇴하고 부산으로 내려와 새로운 사업구상에 몰두하고 있었다. 몸이 딱히 나쁘다는 생각은 안 했고 다만 살이 좀 찌고 당뇨수치가 좀 높을 뿐이었다. 당뇨 정도는 약으로 해결하면 된다고 생각했기에 큰 걱정을 안 했다.

그러던 어느 날, 인체정화프로그램에 관하여 내 강의를 듣게 되었는데 설득력이 있다고 생각해서 도전하게 되었다. 뭐든 하면 열심을 하는 스타일이었던 그는 진짜 열심히 프로그램에 참여했고 딱 15일 만에 혈당수치가 450에서 80으로 내려가는 것을 두 눈으로 확인하였다. 체중도 8킬로그램이나 줄어들었다. 자신이 경험했으면서도 도저히 믿기지 않는 일이었다.

"늦은 나이지만 이제라도 인체정화를 만난 것은 제 인생 최고의 행운입니다. 제 몸이 새로 태어나는 기적이 일어났으니까요."

그는 한 달 프로그램을 마친 뒤 모든 약을 끊고 건강하게 살고 있다.

환자에게 전해들은 인체정화프로그램

25년간 정형외과 내에서 치료실을 운영해온 물리치료사 선생님의 이야기도 있다. 이분에게는 17년 정도 물리치료를 받아온 단골고객이 있었다. 뚱뚱한 몸매에 얼굴에는 늘 뾰루지 같은 게 돋아나 있었는데 우울증으로 기운이 없고, 한쪽 머리가 항상 아프다고 했다.

그러던 분이 3개월간 모습을 나타내지 않았다. 17년을 한결같이 오시던 분이었기에 궁금하여 먼저 전화를 드렸다. 전화를 받는 목소리가 상당히 밝았다.

"선생님, 언제 한번 찾아뵐게요."

한 달이 지났을까, 드디어 그분이 찾아오셨다. 치료를 받으러 온 게 아니라 인사를 드리러 왔다는 것이다. 한 손에는 과일봉지가 들려 있었다. 너무나 변한 모습에 선생님은 고개를 갸웃거리지 않을 수 없었다.

'정말 이분이 그분 맞나?'

목소리는 맞는데 동일인 같지가 않았다. 외모며 성격까지 너무나 달라진 모습에 이상하여 물었다.

"잘 지내셨어요? 좋아 보이시네요."

"네, 제가 살을 10킬로 정도 뺐어요. 우울증도 낫고 머리도 이제 안 아파요."

"대체 어떻게 된 거예요?"

그분의 이야기인즉 40일간 인체정화프로그램을 했다는 것이다.

"선생님, 저는 아무 것도 아니에요. 신장 투석하던 사람, 심장에 스텐트를 박고 살던 사람, 별별 사람들이 이거 해서 다 고쳐요."

'그게 뭐기에 40일 만에 사람이 이렇게 달라질 수 있을까?'

선생님은 고개를 갸웃거리며 그분을 돌려보냈다.

그러던 어느 날 선생님이 보험에 가입하기 위해 보험회사에서 지정한 병원을 찾아갔을 때였다. 건강하리라 믿었던 그녀에게 뜻밖의 소식이 전해졌다.

"고객님은 혈압이 높아 보험가입을 할 수 없으십니다."

안 그래도 자꾸 체중이 불면서 몸이 무거운 게 뭔가 불안하기는 했다. 검진을 맡았던 의사는 몸 관리를 잘하지 않으면 평생 약을 먹을 수도 있다고 했다.

'다른 사람의 건강을 돌보아온 내가 평생 약을 먹는다는 게 말이 되나?'

생각할수록 슬픈 일이었다. 망연자실하고 있을 때, 인체정화프로그램으로 17년 병을 이겨낸 고객의 얼굴이 떠올랐다.

'맞아, 그분에게 연락을 드려봐야겠다.'

선생님은 그분에게 전화를 걸어 나도 인체정화를 해 보면 어떻겠냐고 물었다. 입장이 완전히 뒤바뀐 것이다.

그로부터 선생님은 한 달간의 인체정화프로그램에 들어갔다. 그리고 그녀에게 믿기지 않는 일이 일어났다. 혈압이 떨어진 것은 물론 컨디션이 너무나 좋아진 것이다.

'이제까지 내가 이토록 쾌적하고 상쾌한 컨디션을 가진 적이 있었나?'

• 선생님은 내친 김에 내 강의까지 들으러 왔다. 세미나가 끝난 뒤

나와의 만남에서 이렇게 고백했다.

"내가 25년 동안 해결하지 못한 원리를 이제야 깨닫게 되었습니다. 건강을 지키는 원리가 이렇게 간단하다니, 이제까지 속고만 산 것 같습니다."

사업 실패와 이혼이 남긴 그림자를 벗고 새 삶을 시작하다

전주에 사는 한 남성분은 사업 실패로 이혼을 하였다. 집을 나와 혼자 사는데 간경화와 당뇨가 찾아왔다. 거기에다 앞이 잘 안 보이고, 말이 어눌해지더니, 남이 하는 말도 제대로 못 알아듣게 되었다. 한마디로 머리끝부터 발끝까지 성한 데가 없었다. 삶의 벼랑 끝에 몰린 이분은 그만 세상을 버릴까 하는 나쁜 생각마저 품었다. 큰누나가 찾아와 이분 사는 것을 보게 되었다.

"도저히 안 되겠다. 너 아무 말 말고 내가 시키는 대로 해!"

큰누나는 강압적이다시피 동생에게 인체정화프로그램에 참여할 것을 권하였다. 아무런 희망도, 뾰족한 방법도 없던 이분은 누나가 시키는 대로 하였다. 그러자 놀라운 일이 일어나기 시작했다.

인체정화프로그램에 들어간 지 얼마 되지 않아 구토와 설사가 시작되더니 몸이 차츰 정상으로 돌아오는 것이 아닌가. 한 달의 체험만으로 당뇨수치와 간수치가 뚝뚝 떨어졌다. 침침하던 시력이 정상으로 돌아왔고 남의 이야기도 똑바로 알아들을 수 있게 되었다. 또한 어눌하던 말투가 개선되어 과거의 표현력을 상당 부분 되찾게 되었다. 머리 아픈 것, 어지러운 것까지 다 나았다. 이분은 현재 삶의 희망을 찾아 직업교육을 받고 있다.

돈 없고 배경 없는 사람에게는 몸이 밑천이다. 일이 안 풀릴수록 몸을 잘 돌보아야만 재기의 발판을 마련할 수 있다. 그런 의미에서 인체정화프로그램이야말로 사람을 살리는 최고의 명약이라 할 것이다.

신부전으로 고혈압 당뇨 조절이 어려워 혈액투석 단계까지 갔다가

허인국(부산, 1963년생, 가명) 씨가 부산 J한의원을 찾은 것이 2015년 4월 15일의 일이다. 허 씨는 중국 상해에서 무역업을 하는 분으로 신부전이 있었고, 고혈압(혈압 약 복용 후 172/102), 당뇨(공복혈당 180~200), 비만(117kg), 수면무호흡증, 피부소양감, 만성피로 등의 다양한 증상이 있었다. 그가 먹고 있는 약만 10여 종에 달했다.

J한의원 원장님은 만일을 위해 혈압 약, 당뇨 약 정도만 복용하도록 한 후 나머지 약은 끊은 상태에서 인체정화를 실시했다. 완전정화식 이틀 만에 허 씨는 어지럼증을 호소하였는데 원장님은 저혈당이 온 것으로 판단하여 아예 당뇨약도 끊게 했다. 당뇨약을 끊었으나 허 씨의 혈당은 올라가지 않았다.

인체정화 열흘 만에 수면무호흡증이 호전되었다. 그동안 허인국 씨는 양압기를 착용하지 않으면 잠을 못 이루던 분이었는데 이제 이런 기구가 필요 없어진 것이다. 또한 다리 피부소양감(원인 모를 가려움증)이 사라지고 만성피로도 없어졌다.

24일이 지나자 혈압 약을 중단할 수 있었다. 29일째는 117에서 102으로 체중15킬로그램이나 감량되는 기적이 일어났다. 이때부터 소변보는 횟수에도 변화가 찾아왔다. 하루 3회에서 4회만 보았으며 아침에는 거품이 좀 있었지만 낮에는 현저하게 거품이 줄어든 상태였다. 아침에는 대사활동의 결과로 다른 때보다 소변에 독소가 많이 섞이는 게 정상이다. 그러나 낮에 보는 소변에 거품이 줄었다는 것은 콩팥의 사구체 기능이 좋아졌다는 증거이며 소변으로 단백이 덜 빠져나간다는 뜻이기 때문에 매우 환영할만한 일이다.

J한의원 원장님은 인체정화와 병행하여 허인국 씨에게 운동을 게을리 하지 말 것을 권했다. 당시 허인국 씨는 업무 관계로 중국 상해에 머물러 있었는데 의사선생님의 지시대로 하루 한 시간 정도 산책과 발마사지를 꾸준히 했다고 한다. 또한 이상하게 화장실에 가면 다른 사람의 오줌 냄새가 역하게 느껴졌다는 이야기를 했다. 이는 해독을 하면 오감을 비롯하여 몸의 감각이 예민해지기 때문에 나타나는 증상이었다.

눈에 띄게 몸이 좋아지면서 허인국 씨는 왠지 투석을 안 해도 될 것 같은 희망에 부풀었다. 정화식 외에 아침에 사과 2쪽, 사탕 한 개, 껌 한 개 이상의 음식은 입에 대지 않는 등 자기 스스로 낫고자 하는 의지를 불태웠다.

드디어 55일 때 되던 6월 15일 귀국하여 국내 병원에서 검사를 받았다. 하루 동안의 소변을 채취하여 검사한 결과 소변 양이 적절하고 당수치가 정상범위이며 더 이상 요독이 안 빠지는 것으로 나타났다.

의사가 웃으면서 말했다.

"이게 어떻게 된 일이죠? 혈액투석 안 하고 약물만으로 치료가 가능할 것 같습니다."

당시 그의 체중이 25킬로그램이나 감량된 상태였으니 외형상으로도 다른 사람들을 놀래키기에 충분했다. 그는 인체정화를 좀 더 하겠다고 원장님께 요청했고 석 달째인 7월 20일에는 체중이 34킬로그램이나 감량되는 기쁨을 맛보았다. 혈압 역시 정상으로 돌아와 혈압 약을 복용하지 않은 상태에서 142/80을 기록했다. 인체정화 넉 달째인 8월 20일에는 체중이 무려 40킬로그램이나 줄었으며 콜레스테롤 수치도 정상으로 돌아왔다. 그뿐인가. 대소변이 잘 나오고, 안색이 밝아졌으며 복용하던 열 가지 약을 대부분 끊는 결과를 얻었다.

일반적으로 한 번 콩팥 기능이 망가지면 회복이 불가능한 것으로 알려져 있다. 평생 혈액을 투석하면서 살아야 하는 것이다. 이렇게 되면 시간과 돈이 많이 들 뿐더러, 패혈증이 발생할 위험도 올라가게 된다. 그 결과 다른 장기에도 손상이 와서 합병증으로 오래 살지 못한다는 게 정설이다.

허인국 씨는 신부전으로 인해 혈액을 투석하지 않으면 요독으로 인해 혼수상태까지 이를 수 있는 위험한 환자였다. 처음 J한의원에 내원했을 때 피부가 까칠하고 거무튀튀한데다 부종이 있었으며 고도비만으로 걸음걸이도 불편해 보였다고 한다. 문진을 해보니 예상대로 과음, 과식, 과로, 스트레스, 운동부족 등 몸 관리가 전혀 안 되고 있었다. 이런 경우 장내 환경이 최악이라고 보면 된다. 장내에서 발생되는 독소는 혈액을 오염시키고 그 결과 신장기능이 저하되는 게 보통이다.

그대로 두었더라면 정말 큰일 날 뻔했던 허인국 씨였으나 다행히 늦지 않게 한의원을 방문했고 의사선생님의 지시를 잘 따라 목숨을 건진 경우라 하겠다.

Health Point
고혈압, 당뇨는 인체가 우리에게 보내는 구조신호다

고혈압은 병이 아니다. 몸속 혈액이 노폐물로 인해 걸쭉해지거나 탁해지면 심장은 정상적인 압력으로 피를 먼 곳까지 보내기가 어려워지기 때문에 압력을 높여 힘껏 뿜어내게 된다. 이것이 고혈압인데 그 과정에서 혈관이 터지기 때문에 고혈압이 무섭다고 하는 것이다.

이럴 때는 어떻게 해야 할까. 간단하다. 걸쭉해진 피를 맑게 해주면 된다. 즉 인체정화를 하면 된다. 그런 뒤에는 조금 덜 먹고, 좋은 식품을 먹고, 운동을 하고, 마음을 다스리자. 그러면 심장 스스로 압력을 조절하게 된다.

그러나 현대의 대증요법은 인위적으로 혈압을 내리려 애를 쓴다. 약을 사용하면 일단 수치는 안정을 찾을지 모르지만 말초혈관까지 피가 도달하지 못하게 된다. 진짜로 병이 발생하는 것이다.

고혈압이 병이 아니라고 해서 하찮게 생각하라는 이야기가 아니다. 손끝을 보지 말고 손가락이 가리키는 곳을 보라는 이야기다.

우리나라에만 고혈압, 당뇨 환자가 1천만 명이라는 소식에 다들 '나이 들어감의 숙명인가보다' 하고 덤덤하게 받아들이는 것 같다. 심지어

'혈압이 오르면 혈압 약 먹지 뭐.' 하는 속 편한 말을 한다. 고혈압 약이란 건 일단 입에 댔다 하면 평생을 먹어야 한다. 평생 우리 몸속에 화학 약품을 넣는 일을 어떻게 아무렇지 않게 생각할 수 있는가.

당뇨의 경우 많은 사람들이 췌장의 문제로 생각한다. 췌장의 기능이 저하되어 인슐린 분비에 문제가 생겼다고 보는 것이다. 이제 시선을 바꿔 세포의 문제로 접근해보자.

당뇨(糖尿)란 글자 그대로 오줌(尿)에 당분(糖)이 정상 수치 이상으로 섞여 나오는 것을 말한다. 당분은 뇌세포의 유일한 연료이자 인체 에너지의 근원이다. 그렇다면 콩팥은 왜 아까운 당을 오줌으로 흘려보내는 걸까.

우리 몸은 피 속에 170mg/dl 이상의 포도당이 콩팥을 통과하면 곧바로 흘려보내도록 센서를 가동시키고 있다. 이는 너무 많은 당분이 혈관을 지나면서 혈관세포를 녹여버릴까 봐 세포 보호차원에서 하는 일이다. 당분이 아깝기는 하지만 세포 보호가 더 급하기 때문이다.

한편 우리 세포에는 포도당을 받아들이는 인슐린수용체가 있는데 피 속의 노폐물로 인해 이것이 오염되면 기능이 저하된다. 고혈당이란 인슐린수용체의 기능 저하로 인해 세포에서 포도당을 받아들이지 못한 결과 피 속에 당분이 떠다니는 현상을 말한다.

결코 섭취한 당분이 적거나 많아서가 아니라 피가 오염되었기 때문에 고혈당 증상이 나타나는 것이다.

　이런 관점에서 접근한다면 당뇨를 약이나 주사로 해결할 일이 아니라는 것을 이해할 것이다. 근본적으로 인체정화를 통해 혈액과 세포를 정상으로 회복시켜준 뒤 생활패턴의 변화를 유도한다면 고혈압, 당뇨와 같은 난치성질환은 얼마든 극복할 수 있을 것이다.

CHAPTER 05

다이어트는 골다공증과 요요를 없애는 게 관건이다

다이어트는 골다공증과 요요를 없애는 게 관건이다

강은정(울산, 1979년생, 본인의 동의 아래 실명 게재) 씨는 아기를 낳은 후 살이 찌기 시작했다. 친구가 모 회사의 효소를 권해주기에 먹기 시작했다. 며칠을 먹으니 몸무게는 줄어드는 것 같았지만 기운이 빠져 일상생활이 불가능할 정도로 몸이 축축 늘어졌다. 그래서 여러 경로를 통해 수소문 끝에 복합발효배양물을 통한 인체정화 프로그램을 시작하였다.

불필요한 맹장수술이 부른 건강악화

이틀째 되던 날 잠이 오지 않으면서 구토가 일더니 머리가 바늘로 콕콕 찌르는 것처럼 아프기 시작했다. 상담하는 선생님이 호전반응이라면서 구토, 발열, 발진, 설사 등의 증상과 함께 예전에 다친 곳이 아플 수 있다고 말해주었다.

생각해 보니 학교 다닐 때, 교통사고로 머리를 크게 다친 기억이 났다. 그 뒤로 만성두통이 시작되었다. 차만 타면 증상은 더욱 심해져 머리가 아프고 구토가 나는 등 멀미에 시달려야 했다. 은정 씨의 가방에는 항상 두통약과 소화제가 들어 있었다.

이런 증상은 출산 후에 더욱 심해져 가족들과 장거리 여행이라도 하게 되면 겁부터 나면서 이만저만 여행이 짜증스러운 게 아니었다고 한다. 그때까지 은정 씨는 그런 후유증을 당연한 듯 받아들이며 살고 있었다.

은정 씨의 건강이 더욱 안 좋아진 것은 제왕절개 때문이었다. 양수가 적어 어쩔 수 없이 수술을 결정했다고 한다. 수술을 앞두고 의사가 이런 말을 했다.

"이왕 개복을 하게 된 거 맹장수술도 같이 하시면 어떠세요?"

"맹장을 왜 잘라요?"

이상해서 묻자 의사가 우리 몸속의 맹장은 아무 쓸모가 없는 기관이라는 것이다.

"나중에 괜히 맹장염이라도 걸리면 골치 아픕니다. 제때 맹장염 수술을 하지 못하면 생명이 위험할 수도 있어요. 그때 가서 수술을 하느니 지금 잘라내 버리는 것이 속 편합니다. 대부분 그렇게 해요."

검사비만 내면 나라 돈으로 공짜로 수술해준다는 말에 은정 씨는 아무 의심 없이 맹장을 떼어내는 일에 동의했다.

많은 사람이 오해하는 것 가운데 하나가 맹장에 관한 것이다. 맹장은 소장의 말단부에서 대장으로 가는 부위에 붙어 있는 약 6cm길이의 돌기로 벌레처럼 생겼다하여 충수돌기라고도 한다. 소나 말 같은 초식동물은 맹장의 역할이 분명하여 영양분의 흡수를 돕고 셀룰로오스를 분해하는 일을 한다. 육식동물의 경우 맹장이 퇴화하여 없는 경우가 많고 인간에게는 흔적만 남아 있다. 그래서 한동안 쓸모없는 기관이라 하며 함부로 절제하는 일이 횡행했다.

최근 들어 맹장의 역할이 재조명되고 있는데 소장에서의 소화와 흡수가 끝난 뒤 남아 있는 잔여 수분과 염분을 흡수하고 장의 내용물을 점액과 섞어 주는 기능이 있음이 밝혀졌다. 또한 소화를 도와

주는 균을 재생성하여 질병과 약 복용 등으로 결장에서 세균의 개체수가 감소할 경우, 유익균을 배양하는 세균공장(bacteria factory)의 역할을 하게 된다. 즉 면역에 없어서는 안 될 기관이 바로 맹장인 것이다.

제왕절개라고 해도 몸에 칼을 댄 이상 인체 밸런스가 무너지게 된다. 이 상태에서 면역을 담당하는 맹장까지 제거하였으니 산후조리를 잘했음에도 은정 씨의 건강은 나빠질 수밖에 없었다. 출산 후 중이염이 찾아오더니 급성축농증이 은정 씨의 육체를 괴롭혔다. 병원에서는 축농증을 고치기 위해 수술을 권했다. 이는 현대의학이 행하는 질병 치료의 일반적인 수순으로, 그 끝에 완치란 없다. 수많은 질환을 겪으며 평생 병원을 드나드는 삶이 기다리고 있을 뿐이다.

몸이 아픈 것도 모자라 살까지 찌기 시작하자 은정 씨의 고통은 이루 말할 수 없었다. 그 와중에 복합발효배양물을 만난 것은 천만다행한 일이었다. 인체정화프로그램 나흘째 되던 날이었다. 아침에 눈을 떴는데 더 이상 구토가 나지 않으면서 머리가 한결 가벼워진 것을 느꼈다. 열흘에 걸친 완전정화식을 끝내고 장 관리에 들어갔을 때 언제 그랬냐는 듯 콧물이 멎으면서 축농증이 사라졌다. 한 달이 지났을 때 은정 씨는 무려 10킬로그램을 빼고 슬림한 몸을 되찾을 수 있었다.

그 후로는 멀미, 두통, 축농증 없이 사는 것은 물론 세 시간이 넘는 장거리 여행도 거뜬히 다닐 만큼 건강을 회복하게 되었다. 두통약과 소화제도 더 이상 필요하지 않게 되었음은 물론이다.

"무엇보다 나의 잘못된 식습관으로 인해 적은 양수, 깨끗하지 못한 양수에서 자라느라 나면서 태열기로 고생해야 했던 우리 딸에게 가장 미안해요. 딸은 역류성 식도염으로도 고생을 많이 했는데 나와 함께 복합발효배양물을 먹으면서 깨끗하게 고쳤어요."

은정 씨는 딸 외에도 남편, 친정식구, 시댁 어른들에게 인체정화 프로그램을 실시할 것을 권했다. 온 가족이 그녀로 인해 건강을 되찾았음은 물론이다.

15년간 치른 다이어트 전쟁

원래는 날씬했던 전해심(울산, 1974년생, 본인의 동의 아래 실명 게재) 씨가 살이 찌기 시작한 것은 21세 때, 갑상선저하증 약을 복용하면서부터였다. 한 번 변한 몸매는 좀처럼 돌아오지 않았다. 살을 빼기 위해 약도 먹고, 운동도 하고, 굶어도 보았다. 죽어라 다이어트를 하니 일단 살이 빠지기는 했지만 요요현상이 찾아와 모든 게 원점으로 돌아가곤 했다.

그렇게 15년간 다이어트와 전쟁을 벌이는 동안 해심 씨의 건강은 점점 나빠졌다. 조금만 빨리 걸어도 요실금이 찾아왔으며 식사 후에는 소화제를 먹어야 했다. 만성 편두통에 시달렸고 여름에는 설사, 겨울에는 변비로 고통받았다.

지금 우리나라 여성 한 사람당 다이어트에 들이는 비용이 60만 원이라고 한다. 피트니스서부터 헬스, 한약, 침, 패치, 살 빼는 약 등 온갖 방법을 동원하여 살을 빼고자 하는 그녀들. 그녀들이 완전한 성공에 이르지 못하는 것은 요요현상이라는 복병 때문이다.

요요현상은 왜 일어날까. 요요현상은 체지방을 줄이지 못하고 근육량만 줄였을 경우에 나타나는 다이어트의 부작용이다.

건강한 다이어트란 지금까지 살아오는 동안 먹고 마시며 호흡하는 과정에서 체내에 축척된 노폐물과 체지방을 감소시키는 일이다. 인체정화프로그램은 체지방을 단순히 분해, 배설하는 것이 아니라 영양대사 메커니즘을 통해 생명활동 에너지로 전환시키는 작업으로서 이 과정에서 체지방을 선택적으로 감량하게 된다.

일반적으로 요요현상이 발생하는 첫 번째 원인은 포도당의 부족 때문이다. 단식 등으로 인해 탄수화물(포도당)을 갑자기 끊게 되면 우리 몸은 비상체제 모드로 전환되어 세포의 구성물질인 단백질(아미노산)을 포도당으로 대체하게 된다. 체내 단백질이 줄어들면 근육의 탄력도가 떨어지고, 피부가 거칠어지며, 면역력이 저하되는 등의 부작용이 나타난다.

요요현상의 두 번째 원인은 아미노산을 포도당으로 전환시키는 과정에서 세포가 '굶주림 모드'로 들어감으로써 일어난다. 세포가 굶주림 모드에 들어가면 인체는 주영양소의 창고인 지방세포를 바짝 긴장시키게 된다. 다이어트가 끝나고 정상적인 식사를 할 경우, 인체는 태우는 것보다 채우는 일에 집중하기 때문에 기초대사량이 떨어져 살이 찌는 것이다.

또한 활동에너지로 쓰이는 지방산은 포도당이 부족할 경우 불완전연소의 길을 걷게 된다. 다이어트 시 무력감을 느끼는 것은 이때 발생하는 케톤산(ketonic acid)이 체액을 산성화시켜 면역력 저하를 초래하기 때문이다.

건강한 다이어트란 배설 기능을 향상시켜 체내 독성 노폐물을 제거하고, 혈액순환과 신진대사가 잘되도록 하며, 과잉 축적된 체지방을 에너지로 사용할 수 있는 환경을 조성해주며 생명활동의 주체인 효소의 활동을 증진시켜 체내 대사 기능을 향상시키는 것이다. 이것이 바로 복합발효배양물을 통한 인체정화프로그램의 메커니즘이다.

해심 씨 역시 인체정화프로그램을 실시하면서 적지 않은 호전반응을 겪어야 했다. 소변에 피가 섞여 나왔고 심한 고열과 설사, 구토에 시달렸다. 하지만 이런 반응 중에도 해심 씨는 일상생활을 유지했는데 정화식만으로도 근력이 유지되었기 때문이다. 몸이 나아지고 있다는 확신이 들었다. 실제로 2~3일이 지나면서 몸이 정상적으로 회복되기 시작했다.

"제가 인체정화프로그램을 만난 게 5년 전이에요. 그때 이걸 만나지 못했으면 지금쯤 돌이킬 수 없는 병명을 진단 받았거나 수술대 위에 누워 있을 거예요. 그 생각만 하면 아찔하죠."

해심 씨는 40대를 맞았으나 20대처럼 활기찬 젊음을 보내고 있다.

"100세까지 건강하게 살 수 있을 것 같아요. 저뿐만 아니라 인체정화프로그램을 체험한 사람 모두가 같은 말을 해요."

비만 때문에 취직조차 되지 않았던 그녀

조양숙(대전, 1958년생, 본인의 동의 아래 실명 게재) 씨의 남편은 택시를 모는 일을 했다. 150만 원 남짓 되는 수입으로는 대학 다니는 두 아이의 학비는커녕 살림도 빠듯했다. 자신도 돈벌이에 나서지 않으면 안 될 절박한 상황이었다. 만만한 게 식당일이었다. 생활정보지에 실린 10여 군데의 식당을 찾아가 면접을 보았으나 모두 퇴짜를 맞았다.

"아줌마, 너무 뚱뚱해요. 그래 갖고 일을 하겠어요?"

자신이 손님이라고 해도 80킬로그램이나 나가는 여자가 갖다 주는 음식은 먹기 싫을 것 같았다. 그로 인해 조양숙 씨는 마음고생이 심했다.

"그게 전부라면 말을 안 해요. 저더러 너무 못생겼다는 거예요. 그래도 처녀 적에는 예쁘다는 소리 많이 들었는데 이런 푸대접을 받는 게 다 살 때문이라는 생각이 들었어요."

갈수록 비만을 경원시하는 사회가 되어 가고 있다. TV를 틀면 마네킹처럼 날씬한 아이돌이 나오다 보니 일반인들도 날씬한 몸매를 선호하게 된 것이다. 살이 찐 사람을 바라보는 시각 자체가 게으르고 자기 관리 못하는 사람 취급을 하기 때문에 양숙 씨는 어떻게든 살을 빼야겠다는 생각을 했다.

사실 양숙 씨의 문제는 외모만이 아니었다. 몇 발짝만 걸으면 숨이 차고 어지러워 장시간 외출이 힘들었다. 집에 있는 시간이 늘다 보니 점점 살이 찌는 악순환이 되풀이되고 있었다.

그래도 일을 안 할 수가 없어 계속되는 퇴짜 속에 양숙 씨는 식당 문을 두드렸다. 한 곳에서 이런 제안을 해왔다.

"언니, 솔직히 말하겠는데 낮에는 곤란해. 꼭 하고 싶으면 야간에 와서 해."

그렇게 양숙 씨는 어렵게 24시 해장국집에 취직이 되었고 꼬박 1년 동안 낮과 밤이 바뀐 생활을 했다. 그러는 동안 몸은 점점 더 엉망이 되었다. 다급했던 양숙 씨는 산부인과에서 운영하는 비만 클리닉의 문을 두드렸다. 다이어트에 효과가 있다는 온갖 요법을 시도했음에도 돈만 버리고 단 1킬로그램도 빼지 못하였다.

"네가 사람이냐?"

친하게 지내는 동네 미장원 언니가 한심하다는 듯 혀를 찼다. 친해서 한 말이겠지만 양숙 씨는 마음에 너무나 큰 상처를 입었다. 살만 뺄 수 있다면 목숨이라도 바칠 수 있을 것 같았다. 그 후로도 자기네 제품이 최고라며 온갖 사람들이 그녀를 찾아왔다. 그들의 말은 전부 허풍이었고 살은 조금도 빠지지 않았다.

그런 그녀에게 한 줄기 동아줄이 내려왔다. 아는 분이 복합발효 배양물을 권해준 것이다. 워낙 여러 제품에 질린 터라 처음에는 반신반의했다. 그러나 이번이 마지막이라 생각하고 인체정화프로그램에 돌입했다.

양숙 씨는 별다른 호전반응 없이 순조롭게 살을 뺀 케이스였다. 2개월가량 지속했을 때, 무려 20킬로그램이라는 몸무게가 빠졌다.

"목욕탕 저울에 올라섰을 때의 기분이란. 내 눈으로도 보고도 도저히 믿기지가 않았어요. 하늘을 날 것 같았죠. 진짜로 몸이 가벼워져서 아무리 걸어도 힘이 안 들었어요. 요요현상도 전혀 없었고요."

가장 좋아한 사람은 남편이었다. 다른 여자랑 사는 기분이라나. 그러나 누가 뭐래도 가장 기쁜 사람은 본인일 것이다. 양숙 씨는 외출복을 입을 때가 가장 행복하다고 한다. 자신의 몸이 99사이즈에서 55사이즈로 바뀌었을 뿐인데 세상이 달라진 것 같다고 하였다.

"무슨 옷을 입건 사람들이 명품 같대요."

살이 빠지니 살 속에 묻혀 있던 처녀 적 미모가 드러났다. 거울을 보는 횟수도 늘었다. 전과 달리 거울 속의 자신은 늘 웃고 있었다.

양숙 씨는 살을 빼기 전에 입었던 옷을 전부 바자회에 기증했다.

인체정화로 인생 최고의 컨디션을

　미국 플로리다에 거주하는 여성분의 이야기다. 이분이 국내에 들어와 있을 때 대전 지역에서 열린 건강세미나에 참석하여 내 강의를 들었다고 한다. 당시 그녀의 몸무게는 78킬로그램으로 여러 차례 다이어트를 하여 15킬로그램이나 뺀 적도 두 차례라고 하였다. 그러나 두 번의 시도는 몇 달 만에 물거품이 되어 고스란히 원상복귀 되었다.

　강의를 들으면서 인체의 항상성이 얼마나 대단한 것인지 알게 된 이분은 인체정화프로그램에 직접 참여하게 되었다. 그 결과 별다른 호전반응 없이 한 달 동안 18킬로그램을 감량하는 놀라운 기록을 세웠다.

　"다시는 절대로 살을 뺄 수 없을 줄 알았는데 이건 기적이에요. 8개월이 흐른 현재, 요요현상 없이 잘 지내고 있습니다. 내년에 한국에 가면 친척들에게 이 프로그램을 소개시켜 주어야겠어요."

살이 찐 사람은 비만만이 문제가 아니다. 몸속에 자리 잡은 지방이, 독소의 저장소가 되기 때문에 한마디로 안 아픈 데 없이 컨디션이 최악의 상태가 되는 것이다.

인체정화프로그램 후 이분은 성공적으로 살을 빼는 것은 물론 이유 없이 아프면서 펴지지 않던 손가락이 깨끗하게 낫는 경험을 하였다. 또한 전에는 아침마다 피로하여 겨우 몸을 가누며 일어났지만 이런 증상도 말끔히 해결되었다.

Health Point
건강의 열쇠는 내가 쥐고 있다

평생 아픈 것과 약 먹는 일을 팔자소관으로 여기며 살던 분들이 복합발효배양물을 바탕으로 인체정화를 실시한 후 건강을 되찾았다. 아픈 게 나았다고 해서 끝나는 게 아니다. 100세까지 건강을 유지하는 일은 더욱 중요하다.

자동차건 가전제품이건 사용법이 있어 꼭 지켜야 하는 사항이 있다. 가령 휘발유차에 경유를 주입하면 엔진에 이상이 발생해 차가 멈춘다.

인체의 경우에도 건강하게 살기 위해 지켜야 할 수칙들이 있다. 몸에 좋은 음식을 먹고, 신선한 공기를 쐬고, 적당한 운동을 하는 것 등이 그것이다. 그러나 설사 잘못된 음식을 먹었더라도 특별한 독성이 없는 한 토하거나 설사를 하는 방법으로 몸은 정상을 유지한다. 기계와 달리 인체에는 자동조절장치가 내재되어 있기 때문이다. 그렇지만 반복적으로 건강수칙을 어길 경우, 몸이 서서히 고장 나게 되는데 결국에는 돌이키기 어려운 지경에 이른다. 즉 비만, 고혈압, 당뇨 등이 찾아오며 극단의 경우 암에 걸린다.

이렇게 되지 않기 위해서는 '건강 십계명'을 지켜야 하는데 나중에 자세하게 설명하겠지만 음식에 관해서만 말씀드리자면 우선 **간식을 자제할 것을 부탁드린다.** 간식이란 식사와 식사 사이에 먹는 음식을 말하는데, 손에 집히는 대로 생각 없이 먹기 쉽다. 간식의 종류를 보면 빵, 과자, 떡, 감자, 옥수수, 고구마 등 탄수화물 위주로 구성된 식품이 주를 이룬다. 간식을 하고 나면 속이 더부룩하고 식욕이 떨어지는 경험을 많이 하였을 것이다.

이는 먼저 먹은 음식이 소장에서 마지막 소화흡수에 전념하고 있을 때, 위장으로 음식이 들어올 경우 생기는 현상이다. 우리 몸속 소화효소는 음식물이 체내에 들어오면 소장에서 하던 일을 미루고 위장으로 달려가 음식물을 처리하는 일에 매달리게 된다. 이렇게 되면 4시간 만에 마무리할 일을 6시간이나 걸려 마치게 되므로 기술자(효소)들은 상당한 피로를 느끼게 된다.

위장의 입장에서도 음식물을 처리하느라 한두 시간을 고생했으니 적어도 다음 식사 때까지 네 시간은 쉬어야 하는데 쉬지 못하고 소화에 매달리니 짜증이 날 수밖에 없다.

두 번째로 야식을 절제해야 한다. 인체의 생체리듬상 밤 시간은 쉬는 시간이다. 오장육부를 비롯해서 인체기관은 충전의 시간을 가져야만 다음 날 건강한 상태로 하루를 시작할 수 있다. 아무리 유능한 일꾼과 기술자라도 밤새 일을 시키면 효율이 떨어져 일을 제대로 하지 못하는 것과 같다.

　피치 못하게 야식을 했다면 다음 날 아침식사는 건너뛰는 것이 좋다. 밤새 일하느라 고갈된 효소를 보충하는 차원에서 아침식사 대신 생리활성물질이 듬뿍 들어 있는 발효식품을 먹는 것은 권할 만하다.

　마지막으로 과식을 삼가야 한다. 필요 이상의 음식을 인체에 밀어 넣는 것은 10킬로그램밖에 지지 못하는 일꾼에게 20킬로그램의 짐을 지운 것과 같다. 일꾼이 가야 할 길이 100리라면 자기 능력 이상의 짐을 진 일꾼은 50리밖에 가지 못하고 주저앉고 말 것이다.

　건강을 지키는 데 있어 음식 섭취에 관한 수칙이 이렇듯 많은 것은 그만큼 음식이 우리에게 중요하다는 뜻이다. 음식 수칙은 물론 다른 수칙도 잘 지켜야 나이 들어서도 건강을 유지할 수 있을 것이다.

　사실 약과 주사를 멀리하고 '인체정화'를 통해 각종 질환을 치유한다는 것이 쉬운 일이 아니다. 본인의 의지와 각오가 필요한 것은 물론 주변 사람들의 협조와 격려가 뒤따라야 한다. 또한 한의사를 비롯한 전문가의 지도에도 충실히 잘 따라야 한다.

　이 책에 적힌 내용은 100퍼센트 순수한 사실이다. 기적은 정말 있다. 그리고 그것을 만드는 것은 내 몸에 대한 이해를 바탕으로, 내 몸을 믿고, 인체정화를 지속하는 내 의지에 달려 있다.

CHAPTER 06

살 빼고
키를 키워
자신감을
찾은 아이들

살 빼고 키를 키워
자신감을 찾은 아이들

다이어트는 비단 어른들만의 문제가 아니다. 많은 부모를 만나보면 자녀들의 체중문제로 적지 않게 고민하는 것을 볼 수 있다.

"우리 애가 살이 너무 쪄서 큰일이에요. 애들이 놀린다고 학교 가는 것도 싫대요. 먹는 것을 너무 좋아해서 늘 간식을 입에 달고 살아요."

좋지 않은 식습관에 노출될 기회는 어른보다 아이들에게 훨씬 더 많다.

성격을 왜곡시키고 성장을 방해하는 비만

자라나는 아이들에게 길거리 음식은 큰 유혹이다. 떡볶이, 순대, 튀김, 어묵은 빠른 시간 내에 배고픔을 해결해주지만 탄수화물의 함량이 지나치게 높은데다 기본적으로 가공식품이기 때문에 결코 몸에 이롭다고 할 수 없다.

편의점에서 파는 삼각김밥, 핫바, 소시지, 과자 등도 좋은 식품이 아니다. 이러한 식품은 유통기한을 늘리기 위해 화학합성첨가물을 사용하거나 설탕, 소금, 유분의 비중을 높인 것이 대부분이다. 적당한 선에서 섭취를 제한해야 한다.

부모가 무심코 시킨 피자, 치킨, 짜장면과 같은 배달음식도 소아비만의 한 원인이 된다. 아이의 건강을 위해서라도 부모가 자제할 필요가 있다.

어른과 달리 자라나는 어린이에게는 '상쇄'라고 하는 신체의 자연 치유능력이 살아 있어 체내 열량이 남아돌 경우 배고픔을 느끼지 않는다. 과식을 한 다음 날 아이들이 밥을 안 먹는 것을 보았을 것이다. 이는 인체의 정상화 과정으로 체내에 남아 있는 열량을 깨끗하게 소비시키고자 자연적으로 몸이 조절하는 것이다. 이때 아이의 건강을 염려한 나머지 억지로 밥을 먹여서는 안 된다. 부모는 아이가 전날 먹은 음식의 종류와 양을 파악하여 현명하게 대응할 필요가 있다.

사실 자연계의 모든 동물은 이런 상쇄 기능이 살아 있다. 사자는 사냥으로 배를 채우면 눈앞에 얼룩말이 뛰어다녀도 거들떠보지 않는다. 오직 인간만이 배가 부른데도 숟가락을 놓지 못하는 것이며 충분한 식사를 한 뒤에도 아이스크림, 과자, 달콤한 커피 같은 고열량의 음식을 찾는 것이다. 식탐을 가진 존재는 자연계에 인간밖에 없다.

길거리 음식, 편의점 음식, 배달음식 등은 달고 고소하고 짭짤하다는 공통점을 지니고 있다. 이러한 음식은 한번 입에 대면 자꾸 먹게 되는 경향이 있는데 표면적인 열량은 넘치지만 신체가 요구하는 영양소는 갖고 있지 못한 경우가 대부분이다. 그래서 아이들은 배가 부른데도 포만감을 느끼지 못하여 먹고 또 먹게 되는 것이다. 영양소에 대한 몸의 요구를 열량 부족으로 오해하여 다시 탄수화물류의 음식을 입에 댄다면 아이들의 비만은 가속화될 수밖에 없다.

영양 불균형이 지속될 경우 체온이 내려가 어린 나이임에도 두통, 생리통과 같은 병증이 나타나게 된다. 생각 외로 이러한 신체증상을 겪는 아이들이 많다고 한다. 또한 살이 찌면 어린 나이에 성조숙증, 생활습관병과 같은 질환이 찾아오게 되는데 이는 사회문제로까지 대두된 형편이다.

뚱뚱한 아이는 또래 아이들 사이에서 놀림거리의 표적이 되기 쉽다. 아이들은 보이는 대로 말하기 때문이다. 이로 인해 아이는 성격적으로 위축되어 소심한 어른으로 성장하거나, 분노 조절을 잘 못하는 공격적인 유형의 사람으로 자라나기도 한다.

비만은 아이의 성격을 왜곡시키고, 키의 성장을 방해하며, 성조숙증을 유발하고, 훗날 당뇨, 대사질환 등 생활습관병으로 발전하기 때문에 반드시 조기에 치유해 주어야 한다.

뚱뚱한 외모로 왕따였던 딸이 자신감을 찾다

　최영옥(제주, 1971년생, 본인의 동의 아래 실명 게재) 씨는 반복된 다이어트로 인해 요요현상에 자주 빠지면서 어떤 방법으로도 체중이 줄지 않고 있었다. 전에 건강식품 영업을 하면서 자신에게도 적용한 경험이 있었는데 효과가 별로 없었다. 그랬기에 건강식품에 대한 신뢰도도 매우 낮았다.

　어느 날 아는 분이 못 본 사이에 몸이 반쪽이 되어 나타났다. 살은 빠졌는데 전혀 초췌한 기가 없이 얼굴이 예뻐진 것을 보고 대체 어떻게 된 거냐고 물었다.

　"제가 길게는 아니고 인체정화프로그램을 보름 정도 했어요."

　영옥 씨는 보름 만에 그렇게 많은 살을 뺐다는 사실이 믿기지 않았다.

　"말도 안 돼요. 거짓말하지 마세요."

　"거짓말이 아니에요. 인체정화프로그램을 하면 정말 살이 많이 빠지고 몸도 좋아져요."

　"인체정화 그게 뭐예요?"

　"식사를 끊고 정화식으로 대체하는 거예요."

　"밥을 안 먹으면 당연히 살이 빠지는데 왜 돈 주고 그런 걸 해요?"

"그게 아니에요. 그냥 굶으면 살이 빠지는 게 아니라 근육이 줄어들어요. 중요한 것은 체지방과 독소, 노폐물을 빼는 것이에요. 그래야 다이어트가 끝나도 요요현상이 나타나지 않아요. 복합발효배양물은 일종의 발효식품이에요. 이걸 먹으면 우리 몸이 지방을 태우는 것을 돕는대요. 또한 영양소를 보충해주는 물질이 포함되어 있어 근육은 보존되고 몸에 불필요한 것들은 제거되는 것이에요."

그분이 조목조목 설명하는 것을 들은 영옥 씨는 인체정화프로그램이 근거 있고 믿을 만한 방법이라는 생각을 하게 되었다.

당시 영옥 씨는 낮에는 보험영업을 하고 밤에는 남편이 운영하는 치킨집 일을 도우며 피곤에 겨운 생활을 하고 있었다. 가족의 식사를 따로 챙겨주기 어렵다 보니 치킨 등으로 끼니를 때우는 일이 많았다고 한다. 그래서인지 영옥 씨의 몸무게는 84킬로그램으로 고도비만이었고, 초등학교 5학년인 딸의 몸무게도 76킬로그램이나 되었다. 학교에서 가장 뚱뚱했다고 한다. 어린 딸에게 함부로 다이어트 식품을 먹일 수도 없고 영옥 씨는 속만 끓이고 있었다. 그분은 영옥 씨에게 딸이랑 함께 해 볼 것을 권했다.

"아이에게 아무런 해가 없고 오히려 유익하니 이 기회에 같이 해 봐요."

다른 방법 같으면 믿지 않았겠지만 인체정화프로그램의 원리에 공감했기에 영옥 씨는 딸도 참여시키기로 했다.

인체정화프로그램을 하면서 영옥 씨는 자신은 물론 온 가족의 생활을 개선해나갔다. 치킨은 당연히 먹지 않았고 다른 야식도 하지 않았다. 영옥 씨 자신은 세 끼 모두 정화식을 실천했지만 딸은 학교에서 나오는 점심 급식 정도는 하루 한 끼 먹도록 허용했다. 나머지 두 끼는 철저하게 정화식을 시켰다. 모녀의 모습을 지켜보던 남편이 물었다.

"또 다이어트 하는 거야?"

"응, 표준체중이 되려면 십오 킬로는 더 빼야 해."

"당신이 십오 킬로를 빼면 내가 담배를 끊는다."

당시 남편은 영옥 씨가 살을 뺄 수 있을 거라고 생각하지 않았다. 아내가 수없이 많은 다이어트를 하면서 한 번도 성공하는 것을 못 보았기 때문이다.

그러나 인체정화프로그램 한 달 만에 영옥 씨와 딸은 각각 8킬로그램을 뺄 수 있었다. 설마 했던 남편도 '혹시나' 하게 되었다. 두 달째 되자 딸은 총 20킬로그램을, 영옥 씨는 18킬로그램을 빼게 되었다. 더욱 놀라운 것은 인체정화 후 딸의 키가 10센티미터나 자란 것이다. 이는 몸이 정상화되면서 나타나는 자연스러운 현상으로 정상적으로 자라야 할 키가 인체 밸런스의 불균형으로 인해 억눌려 있다가 한꺼번에 터지듯 폭발적인 성장을 보이는 것이다. 나도 처음에는 이런 일들을 눈으로 보고도 믿지 않았다.

"에이, 우연이겠지."

하지만 이런 사례가 속속 보고되면서 나도 받아들이게 되었다. 인체의 자기회복 능력은 내가 생각했던 것보다 훨씬 놀라운 것이었다.

그밖에 딸에게는 놀다가 다쳐 일 년 넘게 갖고 있던 흉터가 있었는데 인체정화 후 깨끗하게 사라지게 되었다. 또한 수년간 앓던 비염도 말끔하게 고쳤다. 인체정화프로그램은 대사활성도가 높은 아이들에게 보다 탁월한 효과를 나타내게 된다. 그랬기에 점심 급식을 먹으면서도 딸은 엄마보다 더 많은 살을 뺄 수 있었던 것이다.

20킬로그램이나 살이 빠진데다 키까지 10센티미터 훌쩍 자란 딸은 누가 봐도 날씬하고 예쁜 숙녀였다. 아이가 지나갈 적마다 "너 이렇게 뚱뚱해서 어쩔래?" 걱정하던 동네 분들도 아이가 180도 달라지자 나도 해 보자, 하며 인체정화프로그램에 참여하게 되었다.

"저 역시 88, 99사이즈로도 모자라 몸에 맞는 옷이 없었는데 사이즈가 55로 다운되면서 길거리에서 파는 옷을 입어도 맵시 나고 고급스럽다면서 주변 사람들이 여간 부러워하는 게 아니에요."

영옥 씨가 자랑스러운 얼굴로 말했다.

"제가 밤낮으로 노동에 시달리면서 무릎에서 뚝뚝 하는 소리가 났었어요."

그뿐이 아니었다. 아침에 일어나면 바늘로 찌르듯 발바닥이 아팠다고 한다. 하루 종일 일하다 보니 쉬어도 쉬어도 피로했다. 피로감은 인체가 우리에게 보내는 최초의 신호이다. 피로를 해결하지 않고 쌓아두면 만성피로로 발전하여 심한 경우 대사질환에 이르기도 한다.

인체정화프로그램 이후 영옥 씨는 그녀를 괴롭히던 모든 증상을 일시에 날려버릴 수 있었다. 이것은 마법도 아니고 신비주의 요법도 아니다. 질환을 유발하던 체내 오염물이 연소되면서 자연스럽게 일어나는 몸의 반응이다.

가장 감사한 일은 약속대로 남편이 담배를 끊은 사실이다.

"당신이랑 애가 성공하는 것을 보고 나도 반성했어."

남편은 일 년째 담배를 멀리하고 있다.

인체정화프로그램에 참여한 지 일 년이 훨씬 지났지만 영옥 씨에게 요요현상은 일어나지 않고 있다. 뚱뚱한 외모 때문에 왕따였던 딸도 중학생이 되어 자신감 있는 학교생활을 하고 있다.

사람들은 건강에 신경 쓰는 사람을 속물이라 하여 멸시하는 경향이 있다. 건강에 좋다면 뱀, 사슴피 같은 혐오식품도 마다하지 않고 찾아다니는 사람들 때문일 것이다. 하지만 올바른 방법으로 건강을 유지한다면 무엇이 문제이겠는가. 건강해야 일도 하고, 건강해야 친구도 만나고, 건강해야 여행도 다닐 수 있다. 그런 의미에서 자식에게 물려줄 진정한 재산은 돈이 아니라 건강, 바로 그것이다.

살을 빼니 6개월 사이에 27센티미터 키가 자라다

2012년 5월 8일, 보영 씨는 남편의 사업 관계로 제주도로 이사하였다. 이사한 지 한 달도 안 되었을 때 초등학교 5학년 아들이 학교 신체검사에서 고도비만이라는 판정을 받아왔다. 보영 씨의 아들은 어려서부터 비만이었는데 그동안 부모는 이 일을 심각하게 받아들이지 않았다고 한다. 하지만 학교에서 돌아온 아들의 얼굴은 수심으로 가득했다.

"엄마, 선생님이 그러는데 배가 나오면 허리가 활처럼 휘어 척추 성장판이 눌리게 된대요. 그러면 더 이상 키가 자라지 않는대요."

순간 보영 씨는 정신이 번쩍 들었다고 한다. 아들의 고민이 생각보다 심각했고, 선생님의 말이 사실이라면 진짜 큰일이기 때문이었다. 당시 보영 씨 자신은 물론 어머니도 인체정화프로그램을 통해 건강을 찾은 상태였기에 보영 씨는 아이에게도 프로그램을 적용할 수 있나 알아보았다.

당연히 가능했다. 복합발효배양물은 약이 아니기 때문에 노인은 물론 어린아이에게도 안전하다. 제주시에 사는 소연 씨가 허약하게 태어난 딸의 건강을 유지시킬 수 있었던 것도 복합발효배양물이 발효를 통해 만들어진 안전한 식품이기 때문이다.

보영 씨는 2012년 6월 1일부터 6월 30일까지 한 달간 아들에게 인체정화프로그램을 하게 했다. 스스로도 위기를 직감해서인지 아들은 아무런 불평 없이 따라주었다. 아침에 정화식을 한 뒤 학교에 갔고 점심시간에 친구들이 밥을 먹는 동안에도 정화식을 했다. 이를 신기하게 여긴 선생님이 물어보았다고 한다.

"매일 무얼 먹는 거니?"

"건강을 위해 정화식을 하는 거예요."

아들은 당당하게 대답하였다.

아들은 기특하게도 저녁에 한 번 더 정화식을 한 뒤 공원에 가서 아버지와 배드민턴을 치거나 산책을 하였다. 보통 2킬로미터를 걸었는데 어린 것이 배가 고플 텐데도, 살을 빼야 키가 큰다며 오히려 부모보다 더 적극적이었다.

한 달간의 인체정화프로그램이 끝났을 때 아들의 모습은 놀랄 정도로 달라져 있었다. 나왔던 배가 들어가면서 휘었던 허리가 곧게 펴졌다. 살을 빼자 선생님 말대로 키가 훌쩍 자랐다. 5학년 때 143센티미터였던 키가 6학년 때는 170센티미터가 되었으니 6개월 사이에 무려 27센티미터나 자란 것이다. 240밀리미터이던 신발 사이즈도 30밀리미터나 늘어 270밀리미터가 되었다. 보영 씨의 아들은 키가 자랐음에도 8킬로그램의 체중을 감량하였다. 그중 체지방만 6킬로그램이 줄었다.

현재 아들은 중학생임에도 불구하고 속옷은 물론 모든 옷을 아버지와 같이 입을 만큼 신체발달이 양호한 상태다.

숙변이 쏟아져 나오니 밥이 소화되네요

다음 사례는 앞에서 언급했던 고윤 씨 딸의 이야기다. 고윤 씨의 딸이 인체정화프로그램을 시작한 것은 고등학교 2학년 때였다. 초등학교 4학년 때 구안와사가 온 적이 있었고, 5학년 때부터는 어지럽다는 말을 자주 하였다. 손을 만지면 얼음장처럼 찼다. 얼굴에는 핏기가 없었고 특히 입주변이 파랬다. 만성적인 변비에, 자주 체하였고, 밤에 자다가 쥐가 나는 일도 자주 있었다.

배가 아파 내과에 가면 의사는 그냥 신경성이라고만 했다.

"얘가 어지럽다고 하는데 그것도 신경성인가요?"

"이비인후과에 가보세요. 달팽이관에 문제가 생기면 평형감각에 이상이 올 수 있습니다."

정말 그런가 싶어 여러 곳의 이비인후과에 들러 보았지만 의원마다 다른 말을 할 뿐 시원하게 대답해 주는 곳은 없었다. 한의원에도 가보았으나 몸이 약하다는 말만 하고 해결하지 못하기는 마찬가지였다. 아버지로서 딸을 낫게 해 주고 싶은 마음 간절했지만 방법을 몰라 발만 동동 굴렀다.

그러던 차에 교회 장로님으로부터 인체정화프로그램을 소개받게 되었다. 당시 아내가 두드러기로 고생하고 있었는데 장로님은 이 기회에 가족 모두가 몸속의 노폐물을 씻어내면 어떻겠냐고 말씀하셨다. 그렇게 해서 고윤 씨 가족 전원이 인체정화프로그램에 참여하게 되었다. 그와 아내에게 나타난 효과는 믿을 수 없을 정도로 놀라웠으나 딸만큼은 별 차도가 없었다.

"장로님, 한 달을 했는데 왜 저희만 좋아지고 애는 변화가 없는 거죠?"
"변비조차 낫지 않았다고요?"
"네, 여전히 손발도 차고, 빙빙 도는 것처럼 어지럽다고 합니다."
"그럼 장에 문제가 있는 건가? 장 관리를 따로 해 봐요."

변비가 있는 사람은 인체정화프로그램을 시작하기 전에 채소 위주의 식사를 하면서 기본 복합발효배양물로 장 관리를 먼저 하는 것이 좋다. 바로 인체정화프로그램을 시작해도 3일에서 7일 사이에 문제없이 묵은 변을 청산하는 사람들이 대부분이지만 변비가 고질이 된 사람 중에 완전정화식만 하면 변이 더 안 나오는 수가 있다. 딸이 바로 그런 경우였다.

장로님의 말대로 고윤 씨는 딸의 장 관리에 들어갔다. 그렇게 20일을 먹이는데 어느 날 딸의 배가 남산만 하게 부풀어 올랐다고 한다. 임신한 사람처럼 하루하루 불러오는 배에 부부는 어찌할 바를 몰랐다. 배가 잔뜩 부른 지 이틀이 지나 아이가 화장실로 달려갔다.

그날 쏟아져 나온 숙변의 양을 생각하면 고윤 씨는 아직도 아찔하다고 한다. 그게 몇 년이고 아이 뱃속에 쌓여 온갖 증상을 일으켰을 생각을 하니 눈물이 났다. 그 후로 아이의 손발이 따뜻해지면서 얼굴에 핏기가 돌기 시작했다.

"엄마, 배고파."

화장실에 다녀온 아이가 배가 고프다고 하였다. 평소 식사를 잘 안하여 몸이 비쩍 마르고 키도 안 크던 아이였다. 갑자기 밥을 찾는 것이 이상했지만 쏟아낸 만큼 먹는 게 정상이지 싶어 밥을 차려 주었다. 앉은 자리에서 아이는 세 그릇, 네 그릇 밥그릇을 비웠다. 엄마는 겁이 나서 말렸다.

"이제 그만 먹어. 과식하면 안 좋아."

엄마의 만류에도 아랑곳없이 딸은 배가 고프다며 계속해서 밥을 찾았다. 일주일이 지난 후에야 딸은 정상적인 식사를 하게 되었다.

"그 뒤로는 자다가 쥐가 나는 일도 없고, 어지럽다고 호소하는 일도 없습니다."

4개월이 지나 딸이 학교에서 키를 쟀는데 10센티미터나 자라 있었다고 한다.

"그때 먹은 밥이 살로 안 가고 키로 간 모양입니다."

고윤 씨는 행복한 얼굴로 껄껄 웃었다.

Health Point
건강 100세 섭생 10원칙

1. 식사 간격을 5~6시간으로 정하자

식도를 통해 들어온 음식을 위장과 소장이 소화시키는 데는 5~6시간이 걸린다. 이 시간이 안 되어 식사를 할 경우, 소화에 문제가 생겨 장내부패가 발생할 수 있으며, 이 시간을 넘겨 식사를 할 경우, 위산이 위벽을 자극하여 위염, 위궤양 등의 증상을 일으킬 수 있다.

2. 간식을 하지 말자

식사 외에 간식을 하게 되면 지나치게 음식을 많이 먹게 되어 장을 혹사시키게 되며, 달고 기름진 성분으로 인해 영양과잉이 될 수 있다. 또한 미처 소화가 되기 전에 음식을 섭취하면 장에 부담을 주기 때문에 절대 피해야 한다.

3. 과식을 자제하자

흔히 과식을 자기 입으로 자기 무덤을 파는 행위라고 한다. 과식은 소화효소를 과다소비시켜 대사계에 안 좋은 영향을 미친다. 식생활이 유전자를 결정한다는 말이 있듯이 소식을 하게 되면 본인 건강에 좋은 것은 물론 자식에게도 좋은 습관을 물려줄 수 있을 것이다.

4. 야식을 삼가자

잠자기 전, 네 시간 전에는 위장을 비워 두어야 한다. 인간이 잠자는 동안 인체는 몸을 치유하는 일에 들어간다. 자는 동안에도 소화를 시키는 일을 해야 한다면 인체의 재생력은 자연히 떨어지게 된다.

5. 단순하고 다양하게 먹자

인체의 소화계는 복잡한 음식을 동시에 소화시킬 능력이 없다. 뷔페에 다녀오면 유난히 속이 더부룩하고 기분이 좋지 않은 것을 경험했을 것이다. 한 끼에는 다섯 가지 이내로 식품의 종류를 제한하는 것이 좋다. 우리네 서민의 식단은 대대로 3첩 반상이 기본이었다. 밥과 국을 뺀 세 가지 반찬을 기본으로 하는 것이 소화에 유리하다는 것을 알고 있었던 것이다. 대신 끼니마다 메뉴를 바꾸어 영양학적으로 부족함이 없게 해야 할 것이다.

6. 가공식품을 피하자

식품은 가공 과정에서 귀중한 영양소를 잃어버리게 된다. 백미보다는 현미를, 정제 밀가루보다는 통밀을 먹자. 과일은 껍질째 먹고, 멸치는 통째로 먹어야 한다. 또한 가공 과정에서 첨가되는 화학합성물질로 인해 인체에 독소가 쌓일 수 있으므로 자연식을 하는 것이 좋다.

7. 음식을 꼭꼭 씹자

저작은 소화의 첫 단계로서 음식을 꼭꼭 씹게 되면 내용물이 잘게 부수어져 소화되기 쉬운 상태가 될 뿐만 아니라 침샘, 위장, 소장에 신호가 전달되어 22가지 소화효소의 분비가 원활해진다. 건강한 사람의 경우 30회, 환자 50회, 중환자 100회 이상 씹어야 한다.

8. 육류를 자제하자

육류는 장내에서 유해균이 쉽게 증식하여 장내부패의 주요 원인이 된다. 단백질은 콩류를 통해 보충하면서, 채소, 해조류, 버섯 등을 충분히 섭취하면 비타민, 미네랄, SOD(항산화제), Phytochemical(식물화학물질), Glyconutrients(글리코영양소)등의 미량의 영양소가 보충되어, 유익균 향상과 장내부패방지, 면역력 향상, 혈액정화, 활성산소제거 등으로 인해 최적의 건강상태를 유지하는 데 도움이 된다.

9. 야식을 했을 경우에는 아침을 굶는다.

아침은 가급적 먹는 것이 좋지만 야식을 한 뒤에는 입맛이 없다. 이럴 때는 아침을 굶음으로써 소화계에 휴식을 주어야 한다.

10. 감사하는 마음으로 먹자

스트레스는 소화기관으로 가는 혈액량과 소화효소의 생산을 감소시켜 소화에 나쁜 영향을 준다. 음식을 먹는다는 것은 자연의 혜택을 입는 일이다. 먹을 수 있음에 감사한다면 모든 음식이 맛있게 느껴질 것이다. 아울러 평소에도 자신과 타인의 결점을 받아들이고 용서하는 자세를 갖도록 하자.

CHAPTER 07

아토피, 알레르기, 건선을 막으려면 임신 전 인체정화를 하라

아토피, 알레르기, 건선을 막으려면 임신 전 인체정화를 하라

 한 인간의 평생 건강은 뱃속에서 결정된다고 해도 과언이 아니다. 타고난 피부 상태, 근골, 체질 등은 아무리 노력해도 잘 바뀌지 않는다. 날 때의 몸으로 쭈욱 가는 것이기 때문이다. 그래서 날 때 잘 태어나야 한다. 어떻게 하면 건강한 몸으로 태어날 수 있을까? 아니 어떻게 하면 엄마는 건강한 아기를 낳을 수 있을까?

엄마가 건강해야 아기가 건강하다

당연한 말이지만 엄마가 건강해야 태어나는 아기도 건강하다. 뱃속에 있는 열 달 동안 엄마가 어떤 식으로 섭생을 하고 몸을 관리하느냐에 따라 아기의 건강 인생이 결정되기 때문이다.

현재 우리나라에서 태어나는 아기 두 명 중 한 명이 태열(胎熱)을 갖고 있다고 한다. 얼굴이 발갛게 되면서 좁쌀 같은 발진이 돋아나는 것이 태열이다. 태열은 금방 없어지기도 하지만 자라면서 아토피로 굳어지기도 하고 면역 과잉반응을 일으키기도 한다.

한의학에서는 신생아 열증이라고 하여 태중에 있을 때, 열의 공격을 받아 생긴다고 보는데 이는 과거에 환경적으로 오염원이 없을 때의 이야기다. 현재 발생하는 태열의 상당 부분은 엄마가 좋지 않은 환경에 노출되어 나타나는 것이다.

아빠를 씨앗이라고 하고 엄마를 밭이라고 할 때 좋은 열매를 맺으려면 씨와 밭이 함께 건강해야 한다. 아무리 밭이 좋아도 씨의 상태가 좋지 않으면 좋은 열매가 열리는 데 한계가 있다. 반대로 씨앗이 아무리 우수해도 밭에 영양분이 모자라거나 산성비, 화학비료 등으로 인해 오염되어 있다면 건강한 열매를 수확할 수 없다.

가뜩이나 임신중독, 만혼, 제왕절개가 만연하여 건강한 자손을 보기 힘든 이때에 혈액과 세포마저 오염되어 있으니 답답한 일이다.

길을 가다 배가 부른 임부를 보면 '저 애기 엄마는 인체정화를 했을까. 피가 깨끗해야 아기도 건강한데……' 하는 걱정을 하게 된다. 건강한 아기를 출산할 수 있는 방법을 아는 사람으로서 얼른 달려가 알려주고 싶은 마음뿐이다.

아이의 아토피 막을 수 있다

임신 중 잘못된 섭생으로 인해 가장 만연한 게 아토피다. 아토피란 알레르기 반응이 비특이적으로 과민해진 결과 발생하는 피부 트러블이다. 아토피는 세계적으로 증가하는 추세이며 유병률이 인구의 20퍼센트에 달한다는 보고도 있다. 아토피가 한 번 시작되면 평생을 치료해도 잘 낫지 않아 결혼은 물론 취업과 대인관계에 악영향을 미친다.

아토피의 90퍼센트는 부모로부터 온다. 유전도 있지만 임신 전 부모의 건강상태에 대부분 좌우된다. 아빠가 화학회사에서 근무하는 아이의 경우 유병률이 훨씬 높다고 한다.

아빠만큼 중요한 것이 직접적으로 피부에 닿는 태아의 환경일 것이다. 인간은 누구나 물에서 태어난다. 태아의 몸을 보호해 주고, 폐를 발달하게 하는 양수가 바로 인간의 첫 물이다. 태아는 엄마의 몸 밖으로 나가기 전까지 양수를 마시고 뱉으며 호흡하고, 양수에 둥둥 떠서 논다. 양수는 아이의 첫 노는 물이자 먹는 물이다.

아이는 이 물을 먹고 마시고 담요처럼 덮고 놀다가 오줌도 싼다. 그러나 걱정 없다. 양수는 매일 새것으로 교체되기 때문이다. 문제는 새로 들어온 물이 깨끗한 물이 아니라는 것이다. 현재 우리나라 산모의 양수가 매우 혼탁하다. 거의 구정물 수준이다. 이런 환경에서 아이가 건강하게 자라기를 바란다는 것 자체가 욕심일 것이다.

엄마가 먹는 것이 곧바로 양수로 전해지는 것은 아니다. 하지만 엄마가 먹은 것들은 소화관에서 분해되어 혈액을 타고 태반을 거쳐 양막을 통과해 양수로 전달된다. 결국 엄마가 먹은 것이 탯줄을 타고 태아에게 전해지는 셈이다. 첨가물이 많이 든 가공식품, 술, 담배, 약물 등 좋지 않은 것들을 먹으면 아이도 같은 것을 먹은 셈이 된다.

임신 중에도 인체정화는 가능하다

또한 임신 중에 아무리 음식을 가려 먹는다고 해도 임신 전 엄마 아빠의 장 환경이 좋지 않다면 몸 구석구석, 혈액과 세포 등에 노폐물이 쌓이게 되고, 이것이 배출되지 않고 남아 있다가 태아에게 전달되기 마련이다.

이런 일을 방지하려면 결혼 전 신랑신부가 나란히 인체정화를 해야 한다. 몸속을 깨끗하게 한 상태에서 임신을 하면 건강하고 똑똑한 2세를 가질 수 있다. 인체정화를 하게 되면 몸속만 깨끗해지는 것이 아니라 신랑신부는 아름다운 몸매를 갖게 되어 턱시도와 웨딩드레스를 멋지게 입을 수 있다. 이제 인체정화프로그램은 결혼문화로 자리 잡게 될 것이다.

이런 사실을 알지 못해 어쩔 수 없이 아이를 가졌다면 임신 중에라도 인체정화를 할 것을 권한다. 복합발효배양물은 곡류, 야채, 해조류, 생약류, 상황버섯, 녹용, 화분 등 인체에 꼭 필요한 원료들을 다차원 발효하여 만든 식품으로 태아에게 아무런 해가 없다. 양수는 계속 새롭게 공급되는 것이기 때문에 늦었을 때가 가장 빠른 때라고 생각하고 즉시 실천해야 한다. 설사 임신 중에도 인체정화를 하지 못하여 아토피를 가진 아이를 낳았다고 해도 포기해서는 안 된다. 늦었지만 아이에게 인체정화프로그램을 시켜야 한다.

인체정화프로그램을 통해서 아토피를 고친 예는 수없이 많다. 앞에서 소개했던 김영희 씨의 경우도 해당 사례지만 최근에 아토피를 치유한 어린이가 있어 소개하려 한다.

다섯 살 먹은 이 어린이는 날 때부터 아토피 증상이 있었다. 엄마가 아기를 임신했을 때 스트레스를 심하게 받았다고 한다. 또한 컵라면 등 좋지 않은 식품을 즐겨 섭취하였다고 한다.

처음 이 아이의 엄마가 인체정화의 문을 두드린 것은 정화식을 통해 아이의 키를 키워 주고자 하는 의도에서였다. 아이는 다섯 살임에도 꼭 세 살 아기처럼 키가 작았다.

어른이 식사 대용으로 먹는 정화식은 아이가 한 번에 먹기에는 양이 많은 듯하여 엄마는 세 번에 걸쳐 나눠 먹였다고 한다. 신기한 것은 아이가 이것을 너무나 잘 받아먹더라는 것이다. 사흘째 먹이는데 이상한 일이 일어났다. 아토피가 부쩍 심해지기 시작한 것이다. 엄마는 놀라서 상담원에게 달려갔다. 상담하시는 분이 고개를 끄덕였다.

"그만큼 아기 몸에 독소가 많이 쌓였다는 뜻이니 느긋한 태도로 지켜보세요."

이때의 호전반응은 체내 노폐물이 분해되어 피부 바깥으로 뿜어져 나오면서 나타나는 증상으로 이것이 지나간 뒤 인체는 깨끗한 몸으로 다시 태어나게 된다.

이런 설명을 들은 엄마는 더 이상 겁이 나지 않았다고 한다. 엄마는 내친 김에 아이의 아토피까지 치유시켜 주기로 하고 다섯 종류의 복합발효배양물을 추가하여 먹였다. 정화식에 타서 주자 아이는 아무 저항감 없이 잘 받아먹었다.

그러던 어느 날이었다. 아이의 피부가 뒤집어지기 시작했다. 목둘레를 중심으로 얼굴 전체에 진물이 잡히더니 나중에는 진물이 줄줄 흘러 가제 손수건을 대고 있어야 할 지경이 되었다. 이를 본 아이 아빠가 당장 병원에 데려가라며 두 사람을 집 밖으로 쫓아냈다고 한다. 이런 와중에도 엄마는 담담하게 인체정화프로그램을 진행하였다.

보름째 되었을 때였다. 아이의 상처가 마르면서 딱지가 앉기 시작했다. 한 달이 지나자 아토피가 깨끗하게 사라지면서 새살이 올라오게 되었다. 아이 특유의 보송보송하고 매끄러운 피부를 찾은 것을 보고 아빠도 감탄하여 하루 종일 아이만 들여다본다고 하였다.

"우리 애가 이렇게 예뻤나?"

키도 훌쩍 자랐음은 물론이다. 아토피의 경우 어른들은 넉넉하게 넉 달을 잡아야 한다. 그러나 아이들은 한 달만 인체정화를 해도 놀라운 효과를 보게 된다. 아이는 어른과 달리 신체대사가 왕성하기 때문이다.

비염, 재채기, 콧물도 인체 오염이 원인이다

40대 여성분의 이야기다. 이분은 초등학교 때부터 빈혈이 심하여 거의 매달, 혹은 두 달에 한 번씩 병원 신세를 지고 있었다. 결혼하고 나서 이유 없이 체중이 불었는데 그로 인해 임신중독증으로 고생해야 했다. 이분이 셋째 아이를 출산한 후였다. 엎친 데 덮친 격으로 알레르기 비염이 찾아왔다.

쉴 새 없이 터져 나오는 재채기, 끊임없이 흘러내리는 콧물, 눈의 가려움증으로 인해 몸이 공중에 붕 떠 있는 느낌이었다고 한다. 수많은 처방을 받았지만 먹을 때 잠깐 나아질 뿐 약을 끊으면 재발되고는 하였다.

'내 병은 못 고치나 보다.'

포기할 무렵이었다. 아는 분이 인체정화프로그램을 권하였다.

'이번에도 똑같겠지.'

나을 것이라고는 생각도 하지 않은 상태에서 기대 반, 의심 반으로 인체정화프로그램에 참여하였다. 그런데 이게 어떻게 된 일인가. 열흘 만에 몸무게가 7킬로그램이나 줄어드는 게 아닌가. 이분은 호전반응으로 나흘째 되던 날부터 방광 쪽이 많이 아팠는데 이런 증상은 사흘 만에 깨끗하게 사라졌다고 한다.

"몸무게를 많이 뺐는데도 살이 처지지 않는 것을 보고 사람들이 너도나도 비결을 가르쳐달라고 아우성을 치지 뭐예요."

이분은 남들에게 인체정화를 권하는 한편 자신도 한 달 더 인체정화를 계속하여 총 14킬로그램을 감량하였다. 이를 통해 콧물과 재채기가 일시에 멎는 놀라운 효과를 경험하게 되었다. 아이들 역시 소소한 알레르기를 달고 살았는데 엄마를 따라 정화식을 시작하면서 각종 질환으로부터 벗어나게 되었다.

성인아토피 한 달 만에 치유되다

이은규(부산, 1980년생, 가명) 씨가 부산에 있는 J한의원을 찾은 것은 26년 된 아토피 증세 때문이었다. 온몸에 각질이 일어나고 울긋불긋한 발진이 있었는데 이미 9세 때부터 증세가 나타났다고 한다. 처음에는 팔과 다리 부위 접히는 곳에서만 각질이 일어났는데 나이가 들면서 점점 전신으로 번져갔다.

증상이 심할 때마다 피부과에 가서 스테로이드 주사를 맞고 양약을 타 먹는 등 응급처치로 견뎌 왔다고 한다. 그러다가 30대 중반에 접어들면서 증상이 악화되더니 더 이상 주사나 약도 듣지 않아 여기저기 한의원도 찾아다녀 보았다. 낫지 않기는 한의원도 마찬가지였다.

그러다가 J한의원에서 인체정화를 만나게 되었다. 치료를 시작한 지 일주일쯤 지나서 이마에 진물 나는 것이 그치기 시작했다. 이제 정말 좋아지나 싶을 때 엉뚱하게 눈이 침침해지면서 앞이 잘 안 보이는 증상이 나타나기 시작했다. 호전반응이 찾아온 것이다. 해독 초기, 갑자기 많은 독소가 배출되면 일시적으로 간수치가 올라가면서 시력이 나빠지는 현상이 나타난다.

그렇게 한 달을 버티자 차츰 눈이 침침한 증상도 사라졌다. 인체정화를 시작한 지 두 달이 지나자 아토피의 60에서 70퍼센트 이상이 호전되었으며 전신 소양증도 사라졌다.

더욱 기쁜 것은 1월 28일 처음 내원 시 99킬로그램 나가던 체중이 두 달 후인 3월 28일에는 20킬로그램이나 감소된 79킬로그램으로 줄었다는 사실이다. 살이 빠지니 얼굴에 묻혀 있던 이목구비가 살아나는 것은 물론 발진이 사라져 피부까지 몰라볼 정도로 좋아졌다. 그는 이제 탤런트 저리 가라할 만큼 멋진 꽃미남이 되었다. 그동안 그를 괴롭히던 만성피로도 사라져 사회생활도 열심히 하고 있다는 소식이다.

건선은 불치병이 아니다

 마지막 사례로 건선에서 치유된 40대 남성분의 이야기를 하려고 한다. 울산에 사는 이분은 20대 초반부터 건선을 앓아 왔다.
 피부가 은백색의 비늘로 덮이면서 붉고 약간 솟아오른 편평한 발진이 돋는 게 건선의 특징이다. 주로 팔꿈치, 무릎, 머리, 가슴, 등짝, 엉덩이 등에 좌우대칭으로 생기는데, 작은 홍반이 따로 따로 발생하거나 여러 개가 한데 뭉쳐 커다란 무늬처럼 나타나기도 한다. 아토피와 마찬가지로 건선도 면역체계의 교란으로 인하여 발생하는 질환이다.
 건선을 앓는 분들은 끊임없이 발생하는 각질로 인해 사회생활의 어려움을 겪는 것이 일반적이다. 이분 역시 피부에 진물이 나면서 각질이 생기는 증상으로 인해 회사 워크숍에 참여할 때마다 여간 신경 쓰이는 게 아니었다고 한다. 경남권에서 유명하다는 피부과는

다 찾아다니며 약을 타다 바르고, 광선치료도 받았지만 증세는 좀처럼 사라지지 않았다. 의사는 특별한 치료법이 없다며 지속적으로 관리해줄 것을 당부하였다고 한다.

이분은 그밖에 입술이 쉬 마르고 몸이 피로한 증상도 함께 겪고 있었다. 하루는 아내가 인체정화프로그램에 대한 이야기를 꺼냈다. 무엇이든지 해보자 하고 프로그램에 참여하게 되었다. 그다지 어렵지 않네, 하는 생각으로 사흘째를 맞이하던 날이었다.

갑자기 복통이 찾아왔다. 자정이 지날 무렵 화장실로 달려갔는데 어이없는 일이 발생하였다고 한다. 혈변을 보게 된 것이다. 피를 보자 머리가 어찔하여 아내를 불렀다. 아내는 고개를 끄덕일 뿐 별로 놀라지 않는 눈치였다.

"이게 호전반응이라는 건가 봐요."

평소 이분은 빵을 좋아하고 육류와 면류를 즐겨 먹는 습관이 있었다.

"당신 장이 안 좋아서 이런 반응이 온 것이니 너무 걱정하지 말아요."

이분은 그때만 해도 아내의 말을 믿지 않았다고 한다. 하지만 아내가 너무나 태연한 태도로 인체정화프로그램을 계속하라고 하는 바람에 하루 두 번 먹던 정화식을 세 번으로 늘렸다. 그러자 서서히 변화가 나타나기 시작하였다. 가슴, 배, 등의 순서로 붉은 반점과 각질이 사라지더니 건선으로 검게 변한 피부가 본래의 살색을 되찾게 되었다.

이분은 한 달간의 인체정화프로그램을 마치고 나서 완전히 건선으로부터 해방되었다. 또한 입술이 마르는 증상과 만성피로 증상도 한꺼번에 해결하였다. 이후로 이분은 되도록 밀가루음식은 입에 대지 않고 있으며, 재발을 방지하기 위해 일 년에 두 번, 열흘에 걸쳐 인체정화프로그램을 시행하는 중이다.

이처럼 크면서 고생, 커도 고생인 게 아토피, 알레르기, 건선이다. 우리 몸이 외부자극에 대하여 면역 과잉반응을 일으킨다는 점에서 알레르기, 아토피, 건선은 같은 계통의 질환이다. 이러한 증상은 인체정화를 통해 몸의 자연치유능력을 높여야만 완치에 이를 수 있다. 또한 아이를 평생 고생시키지 않으려면 부모는 임신 전 단계에서부터 몸을 정화하여 아이에게 깨끗한 신체를 물려주어야 할 것이다. 인체정화야말로 진정한 의미에서의 태교다.

Health Point
건강 십계명

1 바른 호흡을 하자
- 인체는 호흡을 통해 신선한 산소를 받아들이고 이산화탄소를 배출하므로 4분 이상 호흡을 멈추게 되면 생명이 위험해진다.
- 호흡은 가능한 길게, 배로 해야 한다.
- 가슴, 어깨를 움직인다거나 짧은 호흡, 역호흡은 건강수명을 줄인다.
- 가급적 신선한 공기를 마시도록 한다.

2 물을 제대로 마시자
- 물은 4일 이상 마시지 않으면 생명이 위험해질 만큼 생명유지에 중요한 역할을 담당한다.
- 물은 청소제다. 많이 마시면 노폐물이 배설되어 혈액이 맑아진다.
- 물을 마실 때는 자주, 식사와 식사 사이에 홀짝홀짝 마시되 하루 1.8리터 가량을 섭취한다.(체중 60kg 기준; 체중×30cc)
- 식사 30분 전부터 2시간 후까지는 물을 삼가야 음식을 제대로 소화시킬 수 있다.

3 햇빛을 쬐자

- 햇빛은 에너지와 생명의 근원으로 하루 30분가량 쬔다.(봄, 가을 기준)
- 햇빛은 콜레스테롤을 비타민D로 변화시켜 칼슘의 흡수를 도와주므로 뼈와 치아 등이 튼튼해진다.
- 햇빛은 임파구와 식세포를 증가시켜 감염에 대한 인체저항력을 증가시킨다.
- 피부가 햇빛에 노출되면 성호르몬이 증가하는 것은 물론 세로토닌 호르몬이 활성화되어 스트레스 해소에 도움이 된다.
- 햇빛은 피부를 튼튼히 해주고 각종 감염에 대한 저항력을 준다.

4 음식을 바로 먹자

- 식사는 5~6시간 간격으로 규칙적으로 해야 한다.
- 간식, 야식, 과식을 삼가야 한다.
- 야식을 한 경우에는 아침을 걸러서 소화계에 휴식을 주어야 한다.
- 현미, 통밀가루 등 통째로 된 음식 위주로 섭취해야 한다.
- 해조류, 녹색채소, 콩류를 자주 먹자.
- 반찬은 5~6가지를 끼니 때마다 바꾸어 가며 먹되 천천히 오래 씹자.
- 과일은 식전 20분에 가급적 껍질째 먹는 것이 좋다.

5 꾸준한 운동을 하자

- 몸을 움직이게 되면 혈액이 잘 돌아 세포에 영양공급이 원활해지며 노폐물 배설에 유리하다. 그 외에도 심폐기능과 내장기능이 좋아지고, 근육이 강화되며, 호르몬 분비가 원활해진다.
- 하루 3~4km 정도 걷기를 생활화하면 소화가 촉진되며, 내장지방이 줄어들고, 하체가 단련된다.
- 몸을 움직여야 심신이 건강해진다. 체조, 빨리 걷기, 줄넘기, 자전거 타기 등의 운동을 하루 1~2시간가량, 주 3~4회 이상 꾸준히 하자.

6 충분한 휴식을 취하자

- 인체는 잠자는 시간에 피로가 회복되고 병세가 완화되며, 신체기능이 재생된다.
- 자정 전에 한 시간 자는 것이 그 이후에 두 시간 자는 것보다 건강에 유익하다. 적어도 밤 10시에서 새벽 6시까지는 잠을 자야 피로가 풀리며 병세가 완화된다.
- 일주일에 하루는 충분히 휴식을 취하여 심신이 재충전되도록 한다.

7 절제의 미덕을 기르자

- 술, 담배, 커피 등 기호식품을 자제해야 한다.
- 몸이 아픈 환자의 경우에도 약을 과다복용하기보다 인체의 자연치유 기능에 몸을 맡긴다.

8 감사하는 마음, 낙천적인 마음을 갖자

- 스트레스는 혈액을 산성화하여 면역기능을 떨어뜨리며 각종 대사질환의 원인이 된다.
- 평소 감사하는 마음, 낙천적인 마음으로 살아야 신진대사기능이 원활해져서 건강한 삶을 영위할 수 있다.
- 위를 쳐다보기보다 아래를 보아야 삶의 의욕을 가질 수 있다.
- 남과 비교하는 등 지나친 경쟁에 함몰되지 말아야 한다.
- 주변을 사랑하는 마음으로 건강에 좋은 호르몬을 활성화시키자.

9 몸을 따뜻하게 하자

- 체온을 37도 이상으로 유지해야 한다.
- 체온이 높으면 체내효소가 활성화되어 면역력 증강에 도움이 된다.
- 몸을 따뜻하게 하기 위해 평상시 운동으로 근육을 강화해야 한다.
- 수시로 족욕, 온열스파, 찜질 등을 통해 체온 유지에 신경 쓰자.

10 정기적으로 인체정화를 하자

- 자동차나 집을 오래 쓰기 위해서는 정기적인 수리와 청소를 해야 하듯 우리 인체도 1년에 1회 이상 대대적인 정화를 해주어야 한다.
- 인체정화는 비우기와 채우기의 균형을 통해 건강을 회복·유지하는 가장 확실한 방법이다.
- 수리와 청소에 기술자가 필요하듯 인체정화 시 만능기술자에 해당하는 원형엔자임(복합발효배양물)을 보충하는 일이 필요하다.

Epilogue
해독 프로젝트가 공중파에 방영되다

2014년 1월 초순이었다. 부산에 강의를 하러 갔다가 젊은 한의사 한 분을 만나게 되었다. 모 한방병원을 운영하는 원장님으로 경상도 악센트가 강하게 묻어나는 말투로 이렇게 묻는 것이었다.

"녹내장도 됩니꺼?"

"아 네, 녹내장에 걸렸다가 정상으로 돌아온 사람이 꽤 있습니다."

"그것만 된다면 제가 의사로서 한번 모든 것을 걸어보고 싶습니더."

그가 의미심장한 표정으로 말했다. 어느덧 한 달이 지나고 다시 강의 일정이 잡혀 부산으로 내려가게 되었다. 대한발효해독학회 부산 지사장이 그분 이야기를 꺼냈다.

"그때 그 한방병원장님 생각나십니까? 그분이 고문님을 꼭 뵙고 싶어 하는데 시간을 내서 점심이라도 함께 하시면 어떨까요?"

"좋습니다. 강의 전에 같이 찾아뵙죠."

점심 약속이 되어 그길로 한방병원을 방문하였다. 원장실에서 잠깐 인사를 나눈다는 것이 그대로 주저앉아 한 시간 가까이 이야기를 주고받게 되었다. 복합발효배양물을 통해 인체정화를 할 경우 왜 요요현상이 나타나지 않는지, 인체정화의 원리는 어떠한 것인지에 대해 질문과 대답이 오가다 보니 점심 먹는 것도 잊어버린 것이다.

"고문님의 말씀을 들으니 자신감이 생깁니더. 본격적으로 해 보겠심더."

정 원장님의 결의는 대단했다. 그 뒤로 정 원장님이 환자 진료에 적극적으로 인체정화프로그램을 반영하고 있다는 이야기가 들려왔다.

그가 내 강의를 듣기 위해 서울로 올라온 것은 그로부터 두 달이 되어가는 토요일 오후였다. 그때의 반가움이란 이루 말할 수가 없었다. 우리는 강의가 끝난 후에도 못다 한 이야기를 나누느라 자리를 떠나지 못했고 정 원장님은 열차 시간을 놓쳐 다음 날 내려가야 했다.

7월 초 정 원장님으로부터 전화가 걸려왔다.

"고문님, 부산경남방송에서 우리 프로그램을 통해 고혈압, 당뇨 환자가 얼마나 좋아질 수 있는지 밀착 취재를 하겠다고 합니더. 일종의 병원 리얼 다큐멘터리입니더."

그의 말을 듣는 순간 마음속에 환한 불빛 하나가 켜지는 느낌이었다. 부산경남방송은 부산경남권의 공신력 있는 공중파방송이었다. 인체정화프로그램이 공중파를 탄다면 나는 물론 여타 질환자에게 하나의 기회가 될 것임을 직감하였다.

"그게 정말입니까? 진심으로 축하드립니다."

드디어 8월 3일부터 3주간의 일정으로 촬영이 진행되었다. 방송이 전파를 타는 날은 추석 전이었다.

나는 부산으로 내려갈 채비를 했다. 인체정화프로그램을 진행함에 있어 무엇보다 중요한 것은 치유의 확신을 갖는 일이다. 낫기를 간절히 원하는 그분들에게 인체정화의 원리를 이해시켜야 했다. 그날 강의에서 만난 열 분의 모습을 나는 영원히 잊을 수가 없다.

파주에 사는 한 주부는 고혈압, 당뇨, 관절염으로 인해 정상적인 보행이 불가능한 상태였다. 벽을 짚고 걸어도 5미터 이상을 전진하지 못하고 주저앉기 일쑤였다. 밖으로 나갈 생각도 하지 못한 채 집 안에서만 지내서인지 안색이 무척 어두웠다.

구미에 사는 남성분은 30년간 앓아온 당뇨로 입원 직전까지 간 분이었다. 인슐린을 하루 50단위 이상을 맞고 있었다. 울산에 사는 환자분은 파킨슨병으로 인해 안면근육경련과 팔 떨림 증상을 심하게 겪고 있었다. 경기도 양주에 사는 40대 초반의 남성분은 고혈압, 협심증으로 스텐트 및 혈관우회시술 등 심장수술을 다섯 차례나 받은 경험이 있었다. 정상적인 활동이 불가능한 것은 물론 다리가 퉁퉁 부어 한눈에도 삶의 질이 나빠 보였다.

휠체어를 타고 있던 세 분을 포함하여 열 명의 환자분들은 고개를 끄덕이며 나의 강의에 집중하였다. 하루하루 인체정화프로그램이 진행되는 동안 그들은 놀라운 속도로 회복되어 갔다. 자신의 변화에 가장 놀란 사람은 환자 본인이겠지만 취재 나왔던 방송국 관계자도 이렇게까지 변화될 줄 몰랐다며 감탄에 감탄을 거듭했다.

드디어 3주에 걸친 인체정화프로그램이 막을 내리고 모든 촬영이 끝났을 때, 환자들의 모습은 180도 달라져 있었다. 당뇨수치와 혈압수치가 정상을 되찾은 것은 물론 그들을 괴롭히던 증상들 거의 대부분이 사라진 것이다. TV 화면에는 기뻐하는 그들의 모습이 고스란히 담겨 있었다. 그들은 울먹이며 새로 태어난 기쁨을 감추지 못했다.

"이건 기적입니다."

정 원장님 역시 20년 의사생활 동안 이번 20일처럼 감격스러웠던 적은 없었다고 고백하였다. 의사로서 다시 한 번 소명의식을 공고히 하는 계기가 되었던 것이다. 걷지 못하던 사람이 걷게 되고, 난치성질환으로 삶을 포기했던 분들이 건강해진 것을 보고 방송국으로 문의전화가 쇄도하였고 그 한방병원으로 중증질환자가 몰려들었다.

누구보다 이번 프로젝트는 나에게 특별한 의미가 있었다. 복합발효배양물과 함께한 지 십수 년 만에 우리 인체정화프로그램이 제도권 안에서 처음으로 인정을 받은 사건이기 때문이다.

더욱 기쁜 것은 얼마 전 우즈베키스탄과 러시아 의사들이 국내 수도권에 있는 병원에서 인체정화프로그램을 몸소 체험하고 떠난 일이다. 그들은 인체정화프로그램이 현대인의 질환을 완치시킬 수 있음을 확신하였고 지속적으로 환자를 보내오고 있다. 이처럼 반가운 일들이 매일 일어나고 있다. 조속한 시일 내에 인체정화프로그램이 전 세계로 퍼져나갈 것을 믿어 의심치 않는다.

Health Point
고칠 병(疾病), 나을 병(疾患)

의사가 고쳐야 할 병이 있고 우리 몸 스스로 나아야 하는 병이 있다. 나는 의사가 고쳐야 할 병을 '질병'으로, 내 몸 스스로 나아야 하는 병을 '질환'으로 구분한다. 사고를 당하거나 전염병에 감염되면 병원에 가서 처치를 받아야 하지만, 혈압이 올라가거나 당뇨가 생기면 생활습관, 식습관이 제대로 되어 있는지 점검해야 한다. 질병과 질환은 근본원인이 다른 만큼 해법도 달라야 한다. 질병과 질환의 차이점은 다음과 같다.

질병(疾病): 의사의 도움으로 고쳐야 하는 병을 말한다. 콜레라, 장티푸스, 결핵 등이 이에 해당하며 세균, 박테리아, 기생충이 원인인 경우가 대부분이다.

질환(疾患): 내 몸 스스로 치유해야 하는 병이다. 비만, 고지혈, 고혈압, 당뇨, 협심증, 심근경색, 뇌경색, 척추협착증, 갑상선 기능 저하증 및 항진증, 아토피, 우울증, 조울증, 류머티즘과 같은 난치병, 만성질환, 대사질환이 이에 해당하며 혈액오염, 세포오염, 호르몬 부조화가 원인이다.

따라서 스스로 치유해야 할 질환이 나타나면 일시적 응급처치를 제외하고는 이 책에서 언급한 인체정화를 통해 건강한 상태로 내 몸이 회복되도록 한 후, 건강 십계명과 건강100세 섭생10원칙 등을 잘 준수하여 건강한 몸을 계속 유지하는 길이 현명한 방법이라 하겠다.

인체정화 기적이야기

개정 초판 1쇄 2016년 2월 26일
개정 초판 2쇄 2016년 9월 9일
개정 초판 3쇄 2017년 4월 24일
개정 초판 4쇄 2017년 11월 15일
개정 초판 5쇄 2018년 2월 14일
개정 초판 6쇄 2018년 6월 4일
개정 초판 7쇄 2018년 8월 21일
개정 초판 8쇄 2019년 1월 24일
개정 초판 9쇄 2019년 4월 12일
개정 초판 10쇄 2019년 6월 18일
개정 초판 11쇄 2019년 10월 25일
개정 초판 12쇄 2020년 4월 2일
개정 초판 13쇄 2021년 1월 11일
개정 초판 14쇄 2022년 2월 8일
개정 초판 15쇄 2023년 6월 19일
개정 초판 16쇄 2024년 5월 31일

전화 02-855-8082
이메일 youngilksh@naver.com

지은이 김세현
펴낸이 장길수

펴낸곳 지식과감성#
출판등록 제2012-000081호

교정·디자인 지식과감성#
마케팅 김윤길, 정은혜

주소 서울시 금천구 벚꽃로 298 대륭포스트타워6차 1212호
전화 070-4651-3730~3
팩스 070-4325-7006
이메일 ksbookup@naver.com
홈페이지 www.knsbookup.com

ISBN 979-11-5528-979-2(03510)
값 10,000원

ⓒ 김세현 2024 Printed in Korea

잘못된 책은 구입하신 곳에서 바꾸어 드립니다.
이 책의 전부 또는 일부 내용을 재사용하려면 사전에 저작권자와 펴낸곳의 동의를 받아야 합니다.

이 도서의 국립중앙도서관 출판예정도서목록(CIP)은 서지정보유통지원시스템
홈페이지(http://seoji.nl.go.kr)와 국가자료공동목록시스템(http://www.nl.go.kr/kolisnet)에서
이용하실 수 있습니다. (CIP제어번호 : CIP2016001656)